国家出版基金项目
NATIONAL PUBLICATION FOUNDATION

中医历代名家学术研究丛书

主编 潘桂娟

陈曦 编著

张志聪

Academic Research Series of Famous
Doctors of Traditional Chinese
Medicine through the Ages

"十三五"国家重点图书出版规划项目

全国百佳图书出版单位
中国中医药出版社
·北 京·

图书在版编目（CIP）数据

中医历代名家学术研究丛书.张志聪/潘桂娟主编；
陈曦编著.—北京：中国中医药出版社，2021.12
ISBN 978-7-5132-4658-3

Ⅰ.①中⋯ Ⅱ.①潘⋯ ②陈⋯ Ⅲ.①中医临床—
经验—中国—清代 Ⅳ.① R249.1

中国版本图书馆 CIP 数据核字（2021）第 243216 号

中国中医药出版社出版

北京经济技术开发区科创十三街 31 号院二区 8 号楼
邮政编码 100176
传真 010-64405721
河北品睿印刷有限公司印刷
各地新华书店经销

开本 880×1230 1/32 印张 5 字数 124 千字
2021 年 12 月第 1 版 2021 年 12 月第 1 次印刷
书号 ISBN 978 - 7 - 5132 - 4658 - 3

定价 49.00 元
网址 www.cptcm.com

服 务 热 线 010-64405510
购 书 热 线 010-89535836
侵 权 打 假 010-64405753

微信服务号 zgzyycbs
微商城网址 https://kdt.im/LIdUGr
官 方 微 博 http://e.weibo.com/cptcm
天猫旗舰店网址 https://zgzyycbs.tmall.com

如有印装质量问题请与本社出版部联系（010-64405510）
版权专有 侵权必究

项目来源及国家重点图书出版计划

2005 年国家重点基础研究发展计划（973 计划）课题"中医学理论体系框架结构与内涵研究"（编号：2005CB532503）

2009 年科技部基础性工作专项重点项目"中医药古籍与方志的文献整理"（编号：2009FY120300）子课题"古代医家学术思想与诊疗经验研究"

2013 年国家重点基础研究发展计划（973 计划）项目"中医理论体系框架结构研究"（编号：2013CB532000）

国家中医药管理局重点研究室"中医理论体系结构与内涵研究室"建设规划

"十三五"国家重点图书、音像、电子出版物出版规划（医药卫生）

2021 年度国家出版基金资助项目

中医理论肇始于《黄帝内经》《难经》，本草学探源于《神农本草经》，辨证论治及方剂学发轫于《伤寒杂病论》。在此基础上，历代医家结合自身的思考与实践，提出独具特色的真知灼见，不断革故鼎新，充实完善，使得中医药学具有系统的知识体系结构、丰富的原创理论内涵、显著的临床诊治疗效、深邃的中国哲学背景和特有的话语表达方式。历代医家本身就是"活"的学术载体，他们刻意研精，探微索隐，华叶递荣，日新其用。因此，中医药学发展的历史进程，始终呈现出一派继承不泥古、发扬不离宗的繁荣景象。

中国中医科学院中医基础理论研究所，自 2008 年起相继依托 2005 年国家重点基础研究发展计划（973 计划）课题"中医学理论体系框架结构与内涵研究"、2009 年科技部基础性工作专项重点项目"中医药古籍与方志的文献整理"子课题"古代医家学术思想与诊疗经验研究"、2013 年国家重点基础研究发展计划（973 计划）项目"中医理论体系框架结构研究"，以及国家中医药管理局重点研究室（中医理论体系结构与内涵研究室）建设规划，联合北京中医药大学等 16 所高等院校及科研和医疗机构的专家、学者，选取历代具有代表性或学术特色突出的医家，系统地阐释与解析其学术思想和诊疗经验，旨在发掘与传承、丰富与完善中医理论，为提升中医师临床实践能力和水平提供参考和借鉴。本套丛书即是由此系列研究阶段性成果总结而成。

综观历史，凡能称之为"大医"者，大都博览群书，学问淹博赅洽，集百家之言，成一家之长。因此，我们以每位医家的内容独立成书，尽可能尊重原著，进行总结、提炼和阐发。本丛书的另一个特点是，将医家特色学术观点与临床实践相印证，尽可能选择一些典型医案，用以说明理论的实践价值，便于临床施用。本丛书列选"'十三五'国家重点图书、音像、电子出版物出版规划""医药卫生"类项目，收载民国及以前共 102 名医家。第一批 61 个分册，已于 2017 年出版。第二批 41 个分册，申报 2021 年国家出版基金项目已获批准，出版在即。

丛书各分册作者，有中医基础和临床学科的资深专家、国家及行业重点学科带头人，也有中青年骨干教师、科研人员和临床医师中的学术骨干，来自全国高等中医药院校、科研机构和临床单位。从学科分布来看，涉及中医基础理论、中医各家学说、中医医史文献、中医经典及中医临床基础、中医临床各学科。全体作者以对中医药事业的拳拳之心，共同努力和无私奉献，历经数年完成了这份艰巨的工作，以实际行动切实履行了"继承好、发展好、利用好"中医药的重大使命。

在完成上述科研项目及丛书撰写、统稿与审订的过程中，研究团队暨编委会和审订委员会全体成员精益求精之心始终如一。在上述科研项目负责人、丛书总主编、中国中医科学院中医基础理论研究所潘桂娟研究员主持下，由常务副主编陈曦副研究员、张宇鹏副研究员及各分题负责人——翟双庆教授、钱会南教授、刘桂荣教授、郑洪新教授、邢玉瑞教授、马淑然教授、文颖娟教授、陆翔教授、杨卫彬研究员、崔为教授、江泳教授、柳亚平副教授、王静波副教授等，以及医史文献专家张效霞教授，分别承担或参与了团队的组织和协调，课题任务书和丛书编写体例的起草、修订和具体组织实施，各单位课题研究任务的落实和分册文稿编写、审订等工作。编委会多次组织工作会议和继续教育项目培训，推进编撰工作进度，确保书稿撰写规范，并组织有关专家对初稿进行审订；最终，由总主编与常务副主编对丛书各分册进行复审、修订和统稿，并与全体作者充分交流，对各分册内容加以补充完善，而始得告成。

2016 年 2 月，国家中医药管理局颁布《关于加强中医理论传承创新的若干意见》，指出要"加强对传承脉络清晰、理论特色鲜明的古代医家的学术思想研究"。2016 年 2 月，国务院颁布《中医药发展战略规划纲要（2016—2030 年）》，强调"全面系统继承历代各家学术理论、流派及学说"。上述项目研究及丛书的编写，是研究团队对国家层面"遵循中医药发展规律，传承精华，守正创新"号召的积极响应，体现了当代中医人敢于担当的勇气和矢志不渝的追求！通过此项全国协作的系统工程，凝聚了中医医史、文献、理论、临床研究的专门人才，培育了一支专业化的学术队伍。

在此衷心感谢中国中医科学院及其所属中医基础理论研究所、中医药信息研究所、研究生院，以及北京中医药

009

大学、陕西中医药大学、山东中医药大学、云南中医药大学、安徽中医药大学、辽宁中医药大学、浙江中医药大学、成都中医药大学、湖南中医药大学、长春中医药大学、黑龙江中医药大学、南京中医药大学、河北中医学院、贵州中医药大学、中日友好医院16家科研、教学和医疗单位对此项工作的大力支持！衷心感谢中国中医科学院余瀛鳌研究员、姚乃礼主任医师、曹洪欣教授与北京中医药大学严季澜教授在项目实施和本丛书出版过程中给予的悉心指导与支持！衷心感谢中国中医药出版社有关领导及华中健编辑、芮立新编辑、伊丽萦编辑、鄢洁编辑及丛书编校人员的辛勤付出！

　　在本丛书即将付梓之际，全体作者感慨万千！希望广大读者透过本丛书，能够概要纵览中医药学术发展之历史脉络，撷取中医理论之精华，承绪千载临床之经验，为中医药学术的振兴和人类卫生保健事业做出应有的贡献！

　　由于种种原因，书中难免有疏漏之处，敬请读者不吝批评指正，以促进本丛书的不断修订和完善，共同推进中医历代名家学术的继承与发扬！

《中医历代名家学术研究丛书》编委会

2021年3月

凡例

一、本套丛书选取的医家，为历代具有代表性或特色思想与临床经验者，包括汉代至晋唐医家6名，宋金元医家19名，明代医家24名，清代医家46名，民国医家7名，总计102名。每位医家独立成册，旨在对医家学术思想与诊疗经验等内容进行较为详尽的总结阐发，并进行精要论述。

二、丛书的编写，本着历史、文献、理论研究有机结合的原则，全面解读、系统梳理和深入研究医家原著，适当参考古今有关该医家的各类文献资料，对医家学术思想和诊疗经验加以发掘、梳理、提炼、升华、概括，将其中具有理论意义、实践价值的独特内容阐发出来。

三、丛书在总体框架上，要求结构合理、层次清晰；在内容阐述上，要求概念正确，表述规范，持论公允，论证充分，观点明确，言之有据；在分册体量上，鉴于每个医家的具体情况不同，总体要求控制在10万～20万字。

四、丛书的每一分册的正文结构，分为"生平概述""著作简介""学术思想""临证经验"与"后世影响"五个独立的内容范畴。各分册将拟论述的内容按照逻辑与次序，分门别类地纳入以上五个内容范畴之中。

五、"生平概述"部分，主要包括医家姓名字号、生卒年代、籍贯等基本信息，时代背景、从医经历以及相关问题的考辨等。

六、"著作简介"部分，逐一介绍医家的著作名称（包括现存、已经亡佚又经后人辑复的著作）、卷数、成书年代、主要内容、学术价值等。

七、"学术思想"部分，分为"学术渊源"与"学术特色"两部分进行论述。前者重在阐述医家之家传、师承、私淑（中医经典或前代医家思想对其影响）关系，重点发掘医家学术思想的历史传承与学术渊源；后者主要从独特学术见解、学术成就、学术特点等方面，总结医家的主要学术思想特色。

八、"临证经验"部分，重点考察和论述医家学术著作中的医案、医论、医话，并有选择地收集历代杂文笔记、地方志等材料，从中提炼整理医家临床诊疗的思路与特色，发掘、总结其独到的诊治方法。此外，还根据医家不同情况，以适当方式选录部分反映医家学术思想与临证特色的医案。

九、"后世影响"部分，主要包括"学术影响与历代评价""学派传承（学术传承）""后世发挥"和"国外流传"等内容。其中，对医家的总体评价，重视和体现学术界共识和主流观点，在此基础上，有理有据地阐明新见解。

十、附以"参考文献"，标示引用著作名称及版本。同时，分册编写过程中涉及的期刊与学位论文，以及未经引用但能体现一定研究水准的期刊与学位论文也一并列出，以充分体现对该医家研究的整体状况。

十一、附以丛书全部医家名录，依照时间先后排列，以便查验。

十二、丛书正文标点符号使用，依据中华人民共和国国家标准《标点符号用法》（GB/T 15834—2011）。医家原书中出现的俗字、异体字等一律改为简化正体字，个别不能对应简化字的繁体字酌予保留。

《中医历代名家学术研究丛书》编委会

2021 年 3 月

内容提要

　　张志聪，字隐庵，自署西陵隐庵道人；生于明万历三十八年（1610），约卒于清康熙三十四年（1695）；浙江钱塘（今浙江杭州）人。明末清初著名医学家，钱塘医派主要代表性人物；著有《黄帝内经素问集注》《黄帝内经灵枢集注》《伤寒论集注》《本草崇原》《侣山堂类辩》等8部著作。其对《内经》《伤寒论》和《神农本草经》钻研颇深，特别是其有关中医气化理论的领悟独步医林，对于中医经典的传承与弘扬，影响至深。本书内容包括张志聪的生平概况、著作简介、学术思想、临证经验、后世影响等。

张志聪，字隐庵，自署西陵隐庵道人，浙江钱塘（今浙江杭州）人；生于明万历三十八年（1610），约卒于清康熙三十四年（1695）。明末清初著名医学家，钱塘医派主要代表性人物；著有《黄帝内经素问集注》《黄帝内经灵枢集注》《伤寒论集注》《本草崇原》《侣山堂类辩》等8部著作。张志聪的学术特色，主要体现在五个方面：第一，集注《内经》，不循旧说；第二，阐释《伤寒》，注重气化；第三，解析《金匮》，明理致用；第四，发挥医理，论述精当；第五，格物知药，运用有方。其对《内经》《伤寒论》和《神农本草经》钻研颇深，领悟独到，对于后世研究和运用中医经典具有重要影响。

笔者以"张志聪""张隐庵""侣山堂""钱塘医派""素问集注""灵枢集注""伤寒论集注""金匮要略集注""伤寒论宗印""侣山堂类辩""本草崇原""医学要诀"为关键词，在中国知网CNKI进行检索，有相关期刊论文54篇，有相关学位论文共4篇。

现代关于张志聪学术思想的研究，大体分为四个方面：第一，钱塘医派与张志聪的关系，介绍该学派的形成与发展、代表性人物与学术特等；第二，张志聪注释《内经》的特点，介绍《黄帝内经素问集注》校注特点与训诂方法等；第三，张志聪注释《伤寒论》的特点，介绍六经气化学说、标本中气与开阖枢理论的运用等；第四，张志聪研究《神农本草经》的特点，介绍其辨识药性思维方式和认知方法等。

本次整理研究，在全面梳理张志聪的医学著作，以及当代相关研究文献基础上，通过系统研读与梳理，更加系统、全面、深入地阐述张志聪的学术特色与临证经验，重点突出以下几个方面的内容。

（1）深入分析侣山堂构建的时代背景，从历史经济社会因素、文化因素与文人结社现象等方面，解读张志聪构筑侣山堂的动机和追求。

（2）深入解析张志聪注解《内经》的特色，从以经释经、互为参证，集思广益、择善而从，善取旧注、选论精要，注解篇名、彰明经义，衍义为主、重视训诂，铺陈直叙、详略得体等六个方面，全面地介绍其《内经》研究成果。

（3）对于前人研究较多的六经气化学说，重点从医理角度进行深入剖析，从六经气化源于《素问》运气学说，天有六气、人有六经，六经传变循三阴三阳顺序，人体六气的产生与分布，六经气化为病及其原理等方面，提要钩玄，彰显张志聪注释《伤寒论》的思想精髓。

（4）关于张志聪的临证经验，历来介绍较少。本研究从文献资料中，尽可能地选取全部临床案例，并解析其临证思路和处方用药特点。

本项研究所依据的张志聪等著作版本:《黄帝内经素问集注》，上海科学技术出版社，1959。《黄帝内经灵枢集注》，上海卫生出版社，1957。《伤寒论集注》，学苑出版社，2009。《伤寒论宗印》，郑林主编。《张志聪医学全书》，中国中医药出版社，1999。《金匮要略注》，郑林主编。《张志聪医学全书》，中国中医药出版社，1999。刘小平点校《本草崇原》，中国中医药出版社，1992。《侣山堂类辩》《医学真传》，人民卫生出版社，1983。

在此衷心感谢参考文献的作者及支持本项研究的各位同仁！

中国中医科学院中医基础理论研究所　陈曦

2020 年 6 月

目录

张志聪

生平概述

　　张志聪，字隐庵，自署西陵隐庵道人；生于明万历三十八年（1610），约卒于清康熙三十四年（1695）；浙江钱塘（今浙江杭州）人，明末清初著名医学家，钱塘医派主要代表性人物；著有《黄帝内经素问集注》《黄帝内经灵枢集注》《伤寒论集注》《本草崇原》《侣山堂类辩》等8部著作。其对《黄帝内经》（简称《内经》）、《伤寒论》和《神农本草经》（简称《本经》）钻研颇深，特别是其对有关中医气化理论的领悟独步医林，对于中医经典的传承与弘扬，影响至深。

一、时代背景

（一）文化与医学兴盛的缘由

　　从秦汉至六朝，钱塘是会稽郡一个小小的属县，无足称道。隋代大业六年（610），中国大地版图上出现了一条贯穿南北的大运河。这条大河的南端，正是钱塘。钱塘的繁荣，从此拉开了序幕。康王南渡，宋中央政权在钱塘建都，并改名临安，钱塘一时成为世界上最大的城市之一。元灭宋后，改临安为杭州路，钱塘又退回到东南第一州的地位。明代，改杭州路为杭州府。清袭明制，浙江行省，钱塘为省会，又是杭嘉湖道治与杭州府治所在地。

　　唐代以降，在全国经济重心南移的同时，京杭大运河的开通、海塘湖堤等水利设施的建设以及西湖水源的治理，促使杭州地区经济得以充分开发，最终摆脱北方不及苏州、南方受制于越州的地理格局。而且，在唐中叶以后，钱塘江地区出现了杭州、越州易位的结果。在文化上，晋以来越州山川秀甲东南的状况，更是被杭州山水的华媚形胜所取代。杭州在经济上的飞速发展无疑是其成为国都的重要原因。

另外，吴越建都、南宋驻跸对杭州空间文化确实造成了深远影响。杭州成为东南的佛教中心，就与吴越国王尊崇佛教、在西湖周边修建大量寺庙密切相关。而后来的宋室南渡，伴随着大量的北方移民，杭州城市的规模随之空前扩大，并在长期的生活中形成了东菜、西水、南柴、北米的格局，而城市的坊巷随着这一空间功能分化也渐次形成。同时，随着杭州旅游的兴盛，皇家、私人园林渐次修建，西湖周围的景观也相较唐代更为繁多。此后，"西湖十景"的定名以及相关绘画、诗歌的出现，标志着杭州文化空间格局的大体形成，这也对 17 世纪的杭州文化影响深远。

唐宋以来的杭州出版业与图书收藏的兴盛，使得杭州成为当地乃至全国的文化中心之一。唐、五代时期，杭州的印刷出版业初步形成，并在全国获得了一定的声誉。到北宋时期，杭州更是成为全国三大刻书中心之冠。元代，官书也往往于杭州刊造。明代，杭州与北京、南京、苏州并称明代国内书籍四大聚集地，该地书店分布于城区交通便利之处，书市还随着岁时节令调整贩卖地点，与游览湖山景观相得益彰。

杭州士人有着整理乡邦文献的传统，这对于该地精英文化的形成和地域认同的建立至关重要。杭州文化书写的兴起，与唐宋时期白居易、苏轼等著名文学家密不可分。白、苏两人的夜浪湖山行为，更成为士人著述所向往的风雅典范，鼓励着后人效法白、苏两人的行为，这对于杭州士人建立对西湖文化的认同很有贡献。

明末清初，杭州区域相对稳定的政治环境为经济的发展提供了有利条件。经济的发达，民众的生存与繁衍便有了物质条件。人口的增多，学术的繁荣，为医学的发展奠定了社会基础。在杭州地区，医疗设施、医学教育、医学研究条件比其他地方更为健全。自古以来，政治文化中心即是文人儒士相对集中之地。而医、儒向来又是一家，"不为良相，便为良医"，一旦科场失手，官场失意，文人儒士弃笔从医便是归途。他们大多有着较高的社会地位与文化素养，具备一定的研究能力，又喜好著书立说，因而在医学经验的总结与理论的研究，以及医籍的考据整理方面，自然又比一般医家更得心应手。这种现象在江浙一带尤为凸显，该时期杭州区域就聚集了一大批这样的医学人才。他们的加盟，不仅提高了医学队伍的文化素质，而且促进了医学理论与方法的论争，加快了地方医学流派的形成与发展。

（二）文人结社活动的影响

文人结社，在我国有着一千多年的历史。据何宗美《明末清初的文人结社研究》（绪论第 4 页）考证，文人结社的直接源头是东晋的白莲社。尽管此社尚属佛教性质，但它是志趣、信仰相同者结成的团体，是以"社"命名的开端。文学性质的结社，据欧阳光说，当始于中唐。《宋元诗社研究丛稿》下编《弁言》曰："大历十才子"之一司空曙的诗中曾有"结社""洛阳旧社"等语，此为其结社之明证。《题凌云寺》曰："不与方袍同结社，下归尘世竟何如。""十才子"不仅有"唱和"之事，且有"结社"之实。但对后世影响最大的倒不是"大历十才子"结社，而是中唐著名诗人白居易的香山九老会。《九老图诗并序》曰："会昌五年三月，胡、吉、刘、郑、卢、张等六贤东都敝居履道坊合尚齿之会。其年夏，又有二老，年貌绝伦，同归故乡，亦来斯会。续命书姓名年齿，写其形貌，附于图右，与前七名，题为九老图。"九老会由七老会发展而成，以谈禅娱老为主，与纯文学性质的诗社不尽相同，但因其为大诗人白居易所创，结社活动方面也有了诗酒唱和的内容。因此，它不仅为古代怡老诗社之祖，而且对各类文人社团都产生了重要的影响。文人结社的现象，自中唐以后日益多见。晚唐、五代，承接风气，宋元时期，诗社林立，到了明代，出现了极盛之势，清代以后虽渐衰落，但余绪衍流，直至 20 世纪抗战时期。

杭州的结社活动起于北宋，宋元两代渐为兴盛，可见于《武林旧事》《清波杂志》《钱唐遗事》等书的相关记载，明人田汝成在《西湖游览志余》中说："元时豪杰不乐进取者，率托情于诗酒，其时杭州有清吟社、白云社、孤山社、武林社、武林九友会，儒雅云集，分曹比偶，相睹切磋，何其盛也。国初犹有余风，故士人以诗学相尚。"大体而言，明代万历以前的杭州会社，以养老性质的耆老会（或怡老会）和逸乐为内容的诗文社为主，参与者主要是乡居的士大夫，因而对地方社会也有着较大影响，《杭州府志》就说："硕德重望……人物皆一时之选，乡里至今侈为美谈。"万历时代中期以前，这种局面在杭州也并未被打破。嘉靖后期（始于 1562 年）"西湖八社"，以至后来"嘉隆十友（又称湖山十友）"和万历前期（1575—1588年）张翰等十余人的怡老会，虽然在成员组成上发生了一些变化，但旨趣仍在操德励志、优游桑榆而已，活动上也多是诗酒清谈。然而到了万历后期，杭州的会社开始悄然发生变化，这与当时历史背景息息相关。万历年间，中国社会文化正发生着深刻的变革，对于士人而言，阳明心学开始流行，佛教也渐而复兴，随后讲会和书院在各地大量出现，这些因素汇在一起，使得思想或信仰上的讨论和争鸣日益热烈；同时，随着知识阶层的扩大和出版业的日渐发达，书籍对社会日常交流和舆论等方面的影响也愈加显著。加之学术上的前后七子运动（尤其是嘉靖末年王世贞、李攀龙的结社活动），使得文坛中标榜风气，以主张为门户的现象日益突出。

清初的杭州士人社会，由于朝代更替，既有的社会网络因为各成员的出身不同而发生了变化，一方面，以陆圻等为代表的会社领袖逐渐淡出，或者隐逸山林，或者遁入空门，陷入悔罪和反思之中；另一方面，以柴绍炳、毛先舒等人为代表，虽然也不出仕，但仍以较为积极的态度影响着当地社会，或者考订经典，或者阐扬理学，与后进士人也保持着较为紧密的关系。这些变化也势必带来士人群体的重组和利益整合。清末吴庆坻在《蕉廊脞录》中梳理了明亡清兴后该地的士人活动："吾杭自明季张右民与龙门诸子创登楼社，而西湖八社、西泠十子继之。其后有孤山五老会，则汪然明、李太虚、冯云将、张卿子、顾林调也；北门四子，则陆荩思、王仲昭、陆升黉、王丹麓也；鹫山盟十六子，则徐元文、毛驰黄诸人也；南屏吟社，则杭、厉诸人也，湖南诗社会者凡二十人，兹为最盛。"

综上所述，可以看出文人结社这一形式在明末清初的杭州十分流行。首先，文人社团的兴盛，不仅意味着集体创造意识对文人思想和创作的影响更为显著，而且对于文人群体意识倾向的规范和制约也更加明显；其次，文学思想、文化的繁荣与发展，以及一个群星璀璨、名家辈出、成果斐然时代的出现，往往与文人群体或社团的兴起有密切联系。张志聪及其侣山堂书院，正是在这种社会文化风潮下出现的。

（三）侣山堂的形成

明末清初的官办医学教育已不复兴盛，基本沿袭宋元以来的制度与办法。医学分科曾三次改制。太医院主要培养医官，学员须由官员举荐与医官作保；地方官府医学教育规模很小，主要培养吏目、医士。在官办教育趋向衰退之际，民间教育却逐渐兴旺，且办学形式多样，具有悠久传统的家传与师徒相授仍为主要渠道，并造就出许多名医。

侣山堂书院，坐落于杭州吴山（古称胥山）脚下。创立于清康熙三年（1664），是明清时期浙江首创的中医民间教育讲学书院。侣山堂书院由钱塘医派中坚人物张志聪所创立。张志聪在《侣山堂类辩·序》中云："余家胥山之阴，峨眉之麓，有石累焉纷出。余因其屹然立者，植之为峰；块然枵者，依之为岗；峭然削、洞然谷者，缀之为曲屈、为深窈。就其上筑数椽，而南则构轩临其山。客有访余者，望其蓊蔚明秀，咸低徊留之，拟冷泉风况焉。余日坐卧轩中，几三十年，凡所著述，悉于此中得之。"此段文字记载的"胥山"，乃现杭州吴山之古称，俗称城隍山，位于钱塘江北岸，西湖东南，是天目山山脉延伸入城之尾。在西湖之北，称葛岭与宝石山，在西湖之南就是吴山。吴山实是众多山脉的总称。而吴山西北有一峨眉山脉，山下有一山庄，此处即是"侣山堂"。

　　"侣山堂"三字，是其主人张志聪取自苏轼《赤壁赋》中"侣鱼虾而友麋鹿"之句，取"侣伴以傍山"之意。此处风景绮丽，奇峰怪石，树木林立，曲径通幽，流水潺潺，草木郁郁葱葱，鸟语花香，让人流连忘返。当时的钱塘医家们常聚于此，品茗论医，各抒己见，交流探讨医学理念。张志聪坐卧南轩"几三十年"，专心著述、热情讲学、师生们共同论医的氛围弥漫着整个山庄，雅逸情趣，如沐春风，呈现出一派中医学术繁盛之象。诚如《清史稿·列传二百八十九·艺术一》中所载："志聪构侣山堂，召同志讲论其中，参考经论，辨其是非。自顺治中至康熙之初，四十年间，谈轩、岐之学者咸归之。"张志聪召集医学友人及门弟子在侣山堂著述讲学，同时，又以侣山堂为诊所，救民疾苦。因此，侣山堂书院名噪一时，成为当时钱塘医家的主要医学活动场所。而浙江钱塘也因"侣山堂"的缘故，医学人才荟萃，医家云集。

二、生平纪略

　　张志聪在《伤寒论宗印》自序中说："聪家世南阳，值汉室之乱，隐居江右。十一世祖游官钱塘，卜居湖上。自仲祖及今，四十三叶矣。其间以医名者，十有二三。余因髫年失怙，弃儒习医，于兹历三十年。借卿子师开示，广览前代诸书……"张志聪自称为张机后裔，先祖为河南南阳人，后迁徙浙江钱塘。少年时丧父，后弃儒习医，广学博览，并学医于张遂辰。其生卒年，史书无明确记载。据《侣山堂类辩·戊癸合化论》说："顺治辛卯岁余年四十有二。"清·魏之琇撰《续名医类案》也引张志聪此语。经此推算，张志聪应生于明万历三十八年（1610）。至于其卒年，后人尚有争议。有人认为在1680—1683年。但据高世栻《医学真传》记述，其在侣山堂讲学始于康熙丙子年（1696），时张志聪已去世周年，故其卒年当为康熙三十四年（1695）。

张志聪一生勤于医学，直到70多岁未尝释卷，对于经典医籍的研究尤为用力。《清史稿》称："张志聪之学，以《灵枢》《素问》《伤寒》《金匮》为归。生平著书，必守经法……"高世栻在《伤寒论集注》序中称："隐庵先生……期未尝倦于学。"张志聪先受业于张遂辰，后又追随卢之颐，尽得两位老师之真传，故医学功底基础深厚。对《灵枢》《素问》《神农本草经》等经典医籍，均有独到研究。其对《伤寒论》的钻研致力尤深，不仅继承了先师张遂辰在编次上"维护旧论"的观点，而且有许多独到之处与精辟的见解。张志聪指出："仲祖《伤寒论》，其中条绪井井，原系本文，非叔和所能编次。谓断简残篇者，是因讹传讹也。"（《侣山堂类辩·伤寒论编次论》）张志聪奠定了《伤寒论》六经研究中的气化学说，提出"学者当于大论之中五运六气承之，伤寒之义思过半矣"；认为不懂五运六气，就谈不上治《伤寒论》。他认为"明乎伤寒之道，千般病难，不出于范围焉。故医学入门，当从伤寒始，先难其所难，而后易其所易"（《侣山堂类辩·医学入门》）；还提出《伤寒论》是以护养胃气为重要法则，对后学启发很大。张志聪研究《伤寒论》历时20余年，著作曾三易其稿。初稿为《伤寒论宗印》，二稿为《伤寒论纲目》，三稿为《伤寒论集注》。《伤寒论集注》是其研究《伤寒论》的最终结晶，也是"钱塘医派"的代表作，对后世影响最大。仲学辂评介说："凡阴阳气血之生始出入，脏腑经络之交会贯通，无不了如指掌矣。隐庵之功，岂在仲景之下欤？"（《侣山堂素问直解跋》）

张志聪仿效卢之颐，在侣山堂论医讲学。其盛况比卢之颐时期，有过之而无不及。清·王琦称"盖其时，卢君晋公，以禅理参证医理，治奇疾辄效，名动一时。张君隐庵继之而起，名与相埒，构'侣山堂'，招同学友生及诸门弟子，讲论其中，参考经论之同异，而辨其是非。于是，谈轩岐之学者，咸向往于两君之门，称极盛焉"（《侣山堂类辩·跋》）。张志聪对医理的探究辨别极为重视，认为"辩之而使后世知其同，既知其所以异矣；知其异，既知其所以同矣；知其同不为异，异不为同，既知其所以同，所以异矣，无事辩矣"。清康熙九年（1670），张志聪在其60岁花甲年之际，将其与学友同道及门生弟子在侣山堂探讨医理、讲论方药、钻研学术的内容，以医论、医话的体例撰成了《侣山堂类辩》一书。是书议论允当，说理透彻条分缕析，深入浅出，言简意赅，引人入胜，至今仍是学习中医学极有价值的读本。

　　张志聪在"侣山堂"论医讲学，不仅培养了一大批医学人才，而且参照文人结社的形式，首创了对经典医著集体探究、合力注释阐述之先河；其用5年时间编撰的《黄帝内经集注》，是影响久远的《内经》全注本；注解屡出新见，对后世启迪很大。张志聪领衔编撰的《伤寒论集注》，后由高世栻完成，是清代研究《伤寒论》的力作。

张志聪

著作简介

一、《黄帝内经素问集注》

《黄帝内经素问集注》，共计9卷，成书于清康熙九年（1670），初刊于康熙十一年（1672）。本书系张志聪及其门人16人、同学14人，本诸"前人咳唾，概所勿袭，古论糟粕，悉所勿存"之精神，印证经旨，集体撰注而成。全书按《黄帝内经素问》81篇序列分为9卷，其中卷八第七十二《刺法论》、第七十三《本病论》两篇原阙。本书于《素问》各篇之首，多先简解题意，或提要勾玄，以昭示该篇大要；凡重要之经文句节，除详加阐释外，复批眉注，以引起读者重视。如其题解《阴阳应象大论》，谓"此篇言天地水火、四时五行、寒热气味，合人藏府形身、清浊气血、表里上下、成象成形者，莫不合乎阴阳之道；至于诊脉察色，治疗针砭，亦皆取法于阴阳，故曰'阴阳应象大论'"。对篇首"阴阳者，天地之道也"，有"此篇亦阴阳大论之文，乃岁运之总纲"之眉批，醒人耳目。其注释的另一个特点是，作者常采用"以经注经"法，即引《内经》他篇之文证释其义，前后对勘互补，以全面理解经旨而避免"强经就我"之弊。值得指出的是，作者对《内经》阴阳、脏腑、气血以及气化等理论之诠释，有着独到见解，颇为"体贴入妙"，"融洽分明"（浙江官医局《增补凡例》），此为注解最大特点。本书撰注时"集共事参校者十之二三，先辈议论相符者十之一二"，充分发挥集体智慧共参岐黄微义，撷其精华而扬弃糟粕。其集体创作之方式为历代注家所不及，故刊行后即引起后世学者的广泛重视。

在清康熙十一年（1672）初刻本"目录"之后，有"素问集注纪略"，自光绪十六年（1890）浙江书局刻本之后，即不可见。现录之，以备学者研究参考。

"素问集注纪略

"一、本经章义错综变化，隐见离奇，或彼章微露，别篇显言，义虽专称，词难概论。是以注中惟求经义通明，不尚训诂详切。读者细研，庶知辛苦。

"一、坟典乃史臣记述之书，先言义理精微，次叙君臣咨访，本欲斯道彰明，永垂金石，故其文词或加敷衍。至于阴阳之离合、盛衰血气之生始出入，非神灵睿圣，恶能洞彻隔垣乎。

"一、阴阳之理，论焉列焉，总归于一。推之数之，可万可千。是以全经文义，或同中示异，或异内见同，词若盾矛，理无枘凿。阅者审诸，无烦余赘。

"一、岁运有五运六气之盛衰，主气客气之胜复；五方之高下不齐，四时之常变匪一。故集中以运气七篇，析论而统参之，庶天时民病可以预推，而应若桴鼓。

"一、《经》中凡论疾病，盖以申明阴阳血气之逆从，六淫七情之外内，故止言病而不立方。同学高良，异地贤喆，能于阴阳、血气、标本、逆从、寒热、内外、邪正、虚实，问研求之，则救治之法，端不越古帝范围之中，而已超先贤辙迹之外。

"一、是集惟以参解经义，不工词藻。然就经解经，罔敢杜撰一语，贻笑大方。阅者勿以固陋见哂，则余幸甚。

"一、经义深微，阐发艰甚，故集中有不言烦琐重复谆切者，然非赘也。尚有未尽余意，标于格外。设或疏义，旨有微分，亦不妨两存之，以俟后贤之参订，敢自是哉。"

版本概况：现存清康熙十一年初刻本、清初三多斋刻本、光绪十六年浙江书局刻本、光绪二十九年善成堂刻本等，今通行本为1956年上海科学技术出版社铅印本。

二、《黄帝内经灵枢集注》

《黄帝内经灵枢集注》，共计 9 卷，成书于清康熙九年（1670），初刊于康熙十一年（1672）。本书系张志聪及其门人弟子集体撰注而成。全书体例同《黄帝内经素问集注》。书中重于医理阐释而不拘于训解校注，所谓"以理会针，因针悟证者"，既是其集注之特点，也是与马莳"注证发微"相异之处。如论九针渊源，强调"九针者，圣人起天地之数，始有一而终于九，九而九之，九九八十一以起黄钟之数"，"用九针之法，以顺人之阴阳血气，而合于天道焉"。张志聪注《经脉》篇时，不仅对经文详加诠释，还附各经诸穴歌及分寸歌，以便初学者阅读。其注亦如《黄帝内经素问集注》，多采用"以经注经"方法，以便融会贯通。如释"血之与气，异名同类"句，既引前文"营出于中焦"，又征《灵枢·决气》"中焦之精汁，奉心神而化赤"，令经意豁然明朗。

版本概况：现存清康熙十一年初刻本、光绪十六年浙江书局刻本及1958 年上海科学技术出版社铅印本等。

三、《伤寒论宗印》

《伤寒论宗印》，共计 8 卷，张志聪（字隐庵）编注。成书于清康熙二年（1663）。本书认为，《伤寒论》章句"向循条则，自为节目；细玩章法，联贯井然，实有次第，信非断简残篇为叔和所编次"，故除将"伤寒例"附于书末，其余悉按叔和旧本。书首有沈九如序、著者自序、张仲景原序等。卷一载辨脉法 15 章，计 38 则。卷二载平脉法 21 章，计 45 则；痓湿暍 3 章，计 16 则；太阳病 8 章，计 11 则。卷三、卷四载太阳病 20 章，计 143

则。卷五载太阳病 5 章，计 28 则；阳明病 17 章，计 45 则。卷六载阳明病 12 章，计 37 则；少阳病 6 章，计 10 则；太阴病 5 章，计 8 则；少阴病 16 章，计 45 则。卷七载厥阴病 6 章，计 55 则；霍乱病 1 章，计 11 则；阴阳易差后劳复 2 章，计 7 则；不可发汗可发汗脉 2 章，计 20 则。卷八载发汗后病等计 4 章，41 则及伤寒例 1 章，计 75 则。全书共 144 章，635 则。

本书用运气学说解释《伤寒论》。主要理论特点有：第一，以标本中气说释伤寒六经。张志聪以标本中气之气化学说释伤寒六经，认为天之寒气为太阳之本气，寒伤太阳为动太阳寒水之本气。病在太阳有在表在肌在络浅深之别，治疗也各异。指出麻黄汤专主解气分，桂枝汤解气分血分之兼剂。若病邪入于胸膈，潜藏于宫城空郭之间者，宜越婢、青龙发之。桃核承气汤证为太阳之邪自入于本经而归本腑，抵当汤证为太阳是动之热邪随经入于下焦致其所生受病。对于阳明病，认为有表气、经气之异及太阳阳明、正阳阳明、少阳阳明之别。少阳乃气之为病，因相火主气，其发病有本经自受风邪、直受寒邪及转属的不同。又太阴、少阴均气之为病，太阴为湿土之气，在气称太阴病，在经络曰属太阴。少阴与太阳为表里，少阴标阴而本热，太阳标阳而本寒，是以邪伤太阳少阴有标本寒热之气化，可表里相传，其治从本而从标，与别经不同。厥阴为两阴交尽，阴之极，风木主气，阴极阳生，得中见少阳之化，其厥热胜复为阴阳寒热之气化。第二，其论伤寒传经，认为有传与转之不同。传者，邪在太阳而六经之气传转，有再经者，有三四传者；转者，为太阳之邪转属于别经，而不复再传，且无拘时日，非若六经相传之有定期。直中为本经气虚而受之，可随其所主之时日及部位而受之，既可直中三阴又可直中阳明、少阳。本书反映了张志聪早年研究《伤寒论》之学术思想，其所创的六经气化学说，经其广收博采，承前启后，影响甚为深远，推动了伤寒学术的发展。

版本概况：现存版本有清康熙二年、三年刻本，清末抄本等。

四、《金匮要略注》

　　《金匮要略注》，共计4卷。汉·张机（字仲景）撰，清·张志聪（字隐庵）注。成书于清康熙三年（1664）。本书系张志聪对《金匮要略》全书的随文考订注释，并附批注，其注会通百家，阐明要略，字注节解，论辩精深。本书的主要理论特点：第一，注重脏腑及其功能联系。对脏腑之间的相互联系和影响，张志聪多以五行生克制化之理加以注释。张志聪注文中，对脏腑气机上下阴阳交会的认识尤为深刻，其中有肺肾金水的上下相交，肺胃金土的天地交泰，肾胃的地水相交，心肾的水火相交，并强调了脾胃枢机作用的重要性。不同的脏腑功能改变，形成了不同的疾病，因而也就形成了疾病与特定脏腑之间的关系。第二，认为经络是脏腑间联系的渠道。生理上经络沟通上下表里，联络脏腑器官，运行气血，病理上则作为疾病发生和传变的途径。第三，提出经气之说，分析疾病有在经在气之不同。张志聪认为，在对疾病的分析认识上，有深浅层次的不同，有表里阴阳之别，也有虚实寒热之分，主要表现在它有病在气、在经、经气之兼病以及入腑干脏等理论，并提出了疾病的发生，或由外邪所伤，或由脏腑功能失调而先病气，后由气而入经，由经而入腑干脏的病理发展趋势。第四，提出生克制化与格物用药。张志聪强调《金匮要略》方剂中药物的生克制化及升降浮沉的理论，而且还根据经气说的辨证方法提出气病、经病用药不同的理论；以此为原则而用药则为"知其性而用之"，此即为格物用药之理。

　　版本概况：现存清康熙三年恒古堂刻本、康熙二十二年文瑞堂刻本及抄本。

五、《伤寒论集注》

《伤寒论集注》（简称《集注》），共计6卷。清·张志聪（字隐庵）撰注，高世栻（字士宗）纂注。刊于清康熙二十二年（1683）。稿未成而张志聪谢世，后由高世栻补订而成。书首有张志聪序、高世栻序，"本义"一章论运气学说与《伤寒论》的关系。张志聪认为，自成无己后，注《伤寒论》者皆失其纲领旨趣，且动辄割裂，视为断简残篇；而王叔和之编次，为张仲景之旧，不必改弦更张。卷一、卷二为太阳病上下篇；卷三为阳明、少阳病篇；卷四为太阴、少阴、厥阴病篇；卷五为霍乱病篇、阴阳易差后劳复病篇、痉湿暍病篇及诸可诸不可病篇；卷六为辨脉法、平脉法篇。本书主要理论特点有：第一，重新汇节分章。将原文三百九十八条，共分作一百章节，每章节立题均标明大义，"拈其总纲，明其大义"，然后论理阐微。首列六经正文，次列《霍乱》《阴阳易》等，末列《辨脉》《平脉》。对于编次，《集注》中与王叔和所编次的亦有所不同。第二，以《内经》理论为本。在《集注》中，作者经常会采用《内经》的医理来解释部分问题，使疾病的病因病机得到很好的阐述。第三，首创六经气化之说。主张以五运六气、标本中气之理来解释伤寒六经的生理病理。提出了"六经气化为病说"，用六气标本、中气升降等有关理论对《伤寒论》进行了阐发。指出"六经病"多为六经气化为病，并非经络本身之病变。天有六气，人亦有之，在六经则太阳为寒水之气，阳明为燥热之气，少阳为相火之气，太阴为湿土之气，少阴为标本寒热之气化，厥阴为少阳之火化；三阴三阳之气表里相通，离合转化，而且阴中有阳，阳中有阴。第四，反对"三纲鼎立"之说，指出"辨脉法"之"风则伤卫、寒则伤营、营卫俱伤"另有旨意，非为区别风与寒。外邪侵袭由表入里，非必风伤卫、寒伤营，若拘泥此说有悖仲景原意。本书作者独立思考，另辟蹊径，从维护旧论的基本观点出发，运用汇节汇章方法，句栉字比，以六气解释六经等，又能在临床实践中默收捷效，为经典著作的研究提供了范例。故本书对后世影响颇大，陈修园《伤寒论浅注》宗其说。

版本概况：现存主要版本有清康熙刻本、同治九年（1870）内邑公司刻本、清平远楼刻本、1923年上海广益书局石印本（陈莲舫批）、1954年锦章书局石印本等。

六、《本草崇原》

《本草崇原》，共计3卷。清·张志聪（字隐庵）撰，高世栻（字士宗）补订。成书年代不详。首刊于清乾隆三十二年（1767）。本书始由张志聪初创，书未成而殁，继由弟子高世栻续成。此书重视探讨药性本原，是以名曰"崇原"。全书共载药289种，其中《本经》药233种，附品56种，以上、中、下三品药分卷。各药分正文、小字注文、阐释三部分。正文多摘录《本草纲目》所载《本经》条文，注文考订药物品种，列述别名、产地、形态、优劣，并记述当时药品混淆情况及鉴别特征。阐释部分，着重探讨药性本原，少数药物在阐释之后还附有按语，就某些疑误之处加以辨正。本书着重对药性本原的阐发，每从药物性味形色、生成禀受及阴阳五行之属性等入手，贯通五运六气之理，阐明《本经》所载药物的功效。其本草学术对徐灵胎、陈修园等均有深刻影响。陈修园《医学三字经》认为，张志聪、高世栻"各出手眼，以发前人所未发"。但值得指出的是，张志聪就《本经》主治逐项解释，虽不乏新见，但也有不少曲为附会之处。书中汲汲于为《本经》圆说，而较少个人用药心得，是其不足之处。

版本概况：现存清乾隆三十二年王琦校刻《医林指月》丛书本、清乾隆刻本及光绪二十四年香南书屋刊本等。

七、《侣山堂类辩》

《侣山堂类辩》，共计两卷。清·张志聪（字隐庵）撰。刊于清康熙九年（1670）。系张志聪与其门人、学友探讨医理、讲论方药的专题论文集。书中上卷有64篇论文，其中属于基础理论者，有"辩血""辩气""辩两肾""辩包络""辩督脉""辩脏腑阴阳""辩九窍""辩七门""十干化五行论"；属于经文解读者，有"春伤于风夏生飧泄，秋伤于湿冬生咳嗽""冬伤于寒春必病温，夏伤于暑秋必痎疟""上部有脉下部无脉，其人当吐不吐者死""东方实西方虚，泻南方补北方"；属于文献书目讨论者，有"《针经》论""伤寒书论""《金匮要略》论""《伤寒论》编次辩"；属于诊法者，有"诊法论""识脉论""音声言语论""望色论""问因论"；属于辨证者，有"伤寒传经辩""阳证阴证辩""阳剧似阴阴剧似阳辩""阴证本于阳虚辩""邪正虚实辩""阳脱阴脱辩""病有新故辩""饮酒伤脾辩""发汗利水辩""瘫劳鼓膈为难治之因辩""能医伤寒即能医痘疹，能医痘疹即能医痈毒辩""乳痈鼠辩""能食而肌肉消瘦辩""往来寒热论""潮热论"；属于临床疾病诊疗者，有"奇恒论""利论""中风论""头痛论""心痛论""腹痛论""消渴论""咳嗽论""砂证论""痘论""疹论""胎前论""产后论""杂证论"；属于治疗者，有"急下论""急温论""汗下论"；属于学习方法者，有"医学入门""医以力学为先""中庸之道"。下卷以本草、方论为主，包括"本草纲领论""药性形名论""草木不凋论""四时逆从论""姜附辩""炮制辩""畏恶反辩""奇偶分两辩""寒热补泻兼用辩""官料药辩""金匮肾气丸论""枳术汤论""胶艾汤论""戊癸合化论""太阴阳明论"等；对40余味药物的气味功用、引经、产地、别名、采收季节等问题进行了论述。书中反映了作者独特的学术观点，如认为厥心痛根据症状不同，可分为肾心痛、脾心痛、肝心痛、肺心痛四者，治疗当"各审其脉证而随经取之，分别寒热虚实而治之"。在邪正关系上，十分重视许叔微、张从正等的祛邪观点，认为"凡病当先却其邪……而正气自复，若止知补虚，而不清理其病，邪病一日不去，正气一日不复"。张志聪对药物的运用，除针对病情用药外，还主张据升降浮沉之理以顺应四时之顺逆。本书深入浅出，言简意赅，后人评曰："准古衡今，析疑纠谬，足为后学规矩准绳。"

版本概况：现存清康熙九年刻本、康熙三十五年刻本、光绪十五年抄本、1935 年上海千顷堂书局铅印本等，并见于《医林指月》。

八、《医学要诀》

《医学要诀》，共计 4 卷，成书于清康熙二年（1663）。此书分草诀、药性备考、脉诀、经诀四部分。其中草诀之法象部分包含阴阳气味、升降浮沉、五味所归、五走、五欲、五禁、五宜、五脏六用药气味补泻、五脏五味补泻、药有须使畏恶、引经报使、东垣报使歌等内容及注释。并对 300 多种药物进行了注释，涉及《神农本草经》《名医别录》《新修本草》《本草拾遗》《蜀本草》《开宝本草》《日华子本草》《嘉祐本草》《用药法象》《本草衍义补遗》《本草蒙筌》《本草纲目》等书中所载药物。本书采用先歌诀后注释的方式，内容包括药物的性味、异名、归经、功用、主治等。药性备考分水部、土部、金石部、草部、菜部、谷部、味部、果部、木部、虫部、鱼部、禽部、兽部，分别说明药物的性味、功用、主治、异名等。脉诀阐述生理脉象、病证脉象；经诀说明手足十二经及督脉、任脉、十五大络的循行及所主病证。二者皆采用先歌诀后注释的方式。

版本概况：现存清刻本、清昆明崇德堂刻本。

张志聪

学术思想

一、学术渊源 🦤

据相关文献记载，张志聪的业师为张遂辰。此外，张志聪也曾长期在侣山堂聆听卢之颐的医学讲座，故受其影响也颇为深刻。

（一）亦儒亦医张遂辰

张遂辰，字卿子，号相期，又号西农老人，以字行于世。据考，张遂辰约生于明万历十七年（1589），卒于清康熙七年（1668）。少时身体羸弱，求医无数，但均无显效，遂自检方书，上自《内经》《难经》、张仲景学说，下至金元四家，无不精研。在钻研医学的同时，也将自身的病患治愈。康熙二十三年《浙江通志》卷三十七《文苑》介绍说："少习举子业，应试不售慨然叹曰：制艺本以取功名，既入官，即弃去，此不足学。退而穷综四大部（指《册府元龟》《太平御览》《太平广记》《文苑英华》），及于星文、历象、医学、内外典（指佛、道两家著作），无不该贯。尤精于《易》……又以岐黄术济人，其子孙及门下，皆能传其业，多以医学名世云。"张遂辰对《伤寒论》尤有研究，造诣最深，并在明末清初的《伤寒论》研究中首倡"维护旧论"，提出应维护《伤寒论》原有编次，在整理《伤寒论》方法上，形成与错简重订说对立的观点。他认为"仲景之书，精入无比，非善读者未免滞于语下……初学不能舍此途也悉依旧本，不敢专取"。所著《张卿子伤寒论》至今仍是研究伤寒学重要注本。张遂辰是明末清初以前历代医家中尊王（叔和）赞成（无己）之最力者，认为王叔和的编次只在卷数上与张仲景原书不同，内容无甚出入，对成无己的注释尤称详洽。张遂辰对历代研究《伤寒论》的医家也十分尊重，认为"诸家论述，各有发明"，在书中未贬任何一家。他以成无己《注解伤寒论》原有编次著述《张卿子伤寒论》，但在分卷上有所不同，只有 7 卷。书中注释亦以成无己之说为主，且仅补充了郭雍、张洁古、庞安常、李东垣、朱震亨等医家之说。

张志聪承袭并发展了张遂辰的学术思想，相继为恢复医经的原貌不懈努力，形成了钱塘医派"尊经维旧"的学术特色。张遂辰的弟子，以张志聪、张文启（字开之）、沈晋垣（字亮宸）最为著名。

（二）佛医兼通卢之颐

卢之颐，字子繇，号晋公，自称芦中人。生于明万历二十七年（1599），卒于清康熙三年（1664）。其父卢复，字不远，精于医理，从游者众多，曾聘请名医王绍隆（编者按：王氏为《医灯续焰》作者）于家中讲论《内经》。困难时日曾卖田维持学徒日常生计开销，誓愿医道大鸣于世。著有《病种》《芷园臆草》诸书。

卢之颐幼承家学，复得多位名医传授。如向王绍隆学习《伤寒论》《金匮要略》，从陈象先学习《薛氏医案》，所以青年时期即精于方药，著《金匮要略摸象》（书成后，为其父烧毁，并嘱之"十年后方许汝著书"）。28 岁时，遵其父遗嘱，阐释本草。以其父所著《本草纲目博议》为基础，历时 18 年，纂成《本草乘雅》（古代四数为乘，诠释名物为雅）。书中选药 365 种，各药分"覈、参、衍、断"四项予以解说，重在阐发药性之理。但本书毁于兵火，卢之颐又凭记忆所得重修，编成《本草乘雅半偈》10 卷。又撰《仲景伤寒论书钞金錍》15 卷，本《内经》理论，阐发伤寒。56 岁时双目失明，遂暗中摩索《金匮要略》精义。60 岁时，由其女婿陈曾篁记录其口授心得，成《摩索金匮》9 卷（今佚）。另有《痎疟论疏》1 卷，论证精详，力辟世俗"伤寒转疟疾，疟疾转伤寒"的谬说。此外，还有《学古诊则》4 卷，疑为晚年未成之稿，于脉理多有发挥。后经胥山王琦考订整理，刊于 1770 年。张志聪仿效卢之颐，在侣山堂论医讲学，其盛况比卢之颐有过之而无不及。清·王琦称"其时，卢君晋公，以禅理参证医理，治奇疾辄效，名动一时。张君隐庵继之而起，名与相埒，构侣山堂，招同学友生及诸门弟子，讲论其中，参考经论之同异，而辨其是非。于是，谈轩岐之学者，咸向往于两君之门，称极盛焉"（《侣山堂类辩·跋》）。

二、学术特色

据民国赵尔巽撰《清史稿》卷五○二"艺术一"记载："（张志聪）注《素问》《灵枢》二经，集诸家之说，随文衍义，胜明马元台本。又注《伤寒论》《金匮要略》，于《伤寒论》致力尤深，历二十年，再易稿始成。"

（一）集注《内经》，不循旧说

《素问》《灵枢》二书，历来为医家奉为圭臬。对《内经》的校勘注释，始于齐梁间人全元起。后世注释的形式与方法，大致可以分为《素问》《灵枢》全文校注、《素问》单本全文校注、《素问》《灵枢》节选校注和训诂考证等四类。当然，除了校勘注释外，还有分类研究，如滑寿、张介宾等。

从时间顺序来看，《素问》《灵枢》全文校注者，有隋·杨上善《黄帝内经太素》、明·马莳《黄帝内经灵枢注证发微》《黄帝内经素问注证发微》、明·张介宾《类经》（亦属分类研究）、王九达《黄帝内经素问灵枢合类》（仿《类经》），之后即是清·张志聪与同学、门人合作编著的《黄帝内经素问集注》《黄帝内经灵枢集注》，开团队校注医经之先河。

张志聪十分推崇《内经》，认为《素问》"所详者，天人一原之旨，所明者，阴阳迭乘之机；所究研者，气运更胜之微；所稽求者，性命攻荡之本；所上穷者，寒暑日月之运行；所下极者，形气生化之成败"（《黄帝内经素问集注·序》）。其认为《灵枢》"所论营卫血气之道路，经脉脏腑之贯通，天地岁时之所由法，音律风野之所由分，靡弗借其针而开导之，以明理之本始，而惠世之泽长矣"（《黄帝内经灵枢集注·序》）。

张志聪对前人注解进行了充分考察，发现注家在研究过程中的诸多问题，"第经义渊微，圣词古简，苟非其人，鲜有通其义者。即如周之越人，汉之仓公，晋之皇甫谧，唐之王启玄，以及宋元明诸名家，迭为论疏，莫不言人人殊。而经旨隐括者，或以一端求之；经言缕析者，或以偏见解之；经词有于彼见而于此若隐者，或以本文诠释而昧其大原；经文有前未言而今始及者，或以先说简脱而遗其弘论，是皆余所深悯也"。因此，张志聪"以昼夜之悟思，印黄岐之精义，前人咳唾，概所勿袭，古论糟粕，悉所勿存，惟与同学高良，共深参究之秘，及门诸弟，时任校正之严，剖劂告成，颜曰《集注》"（《黄帝内经素问集注·序》）。

1. 注释特点

（1）以经释经，互为参证

以经释经，是《内经》成书过程中已然存在的现象；也可以说注文以正文的形式出现，是医经注释的早期形式。如《灵枢·小针解》中有一段文字，就是用来注释《灵枢·九针十二原》相关内容的。《素问·离合真邪论》和《素问·针解》中，也有注释《灵枢·九针十二原》的内容。

张志聪采用引经入注的方法，有两种类型。

第一，本书互证。即《素问》或《灵枢》不同篇章的内容加以引用，作为论据。具体可分两类。

一是只用经文作为注解。

如《素问·宝命全形论》曰："天有阴阳，人有十二节。"注曰："《邪客》曰：岁有十二月，人有十二节。《生气通天论》曰：夫自古通天者，生之本，本于阴阳，天地之间，六合之内，其气九州，九窍，五脏，十二节，皆通乎天气。"

二是既引用原文，又结合阐述自己的观点。

如《素问·阴阳应象大论》曰："形不足者，温之以气；精不足者，补之以味。"张志聪注曰："形，谓形体肌肉。精，谓五脏之阴精。夫形归气，气生形，温热气胜者，主补阳气，故形不足者，当温之以气。五脏主藏精者也，五味入口，各归所喜，津液各走其道，故五味以补五脏之精。《灵枢经》曰：诸部脉小者，血气皆少，其阴阳形气俱不足，勿以针，而当调以甘和之药可也。是不足者不可妄用其针，又当温补其气味。"

如《素问·疏五过论》曰："治病之道，气内为宝，循求其理求之不得，过在表里。守数据治，无失俞理，能行此术，终身不殆。不知俞理，五脏菀热，痈发六腑。"张志聪注曰："内，音讷。菀，音郁。此论针刺之道，当以内气为宝，循求其脉理，求之不得，其病在表里之气分矣。《针经》曰：在外者皮肤为阳，筋骨为阴。盖针刺之道，取皮脉肉筋骨之病而刺之，故求之俞理不得，其过在表里之皮肉筋骨矣。守数，谓血气之多少，及刺浅深之数也。《针经》曰：刺之害，中而不去则泄精，不中而去则致气。泄精则病益甚而恇，致气则生痈疡。又曰：疾浅针深，内伤良肉，皮肤为痈。病深针浅，病气不泻，支大为脓。夫在内者，五脏为阴，六腑为阳，谓菀热在内，而痈发于在外之皮肉间也。"

第二，他书引证，即以其他早期经典文献的内容作为论据，注解《素问》或者《灵枢》经文。又可分为两类：

一是引用医学文献作为注文论据。

如《素问·阴阳应象大论》曰："视喘息，听声音，而知所苦。"张志聪引用了《伤寒论》和《金匮要略》的文字，注曰："《金匮要略》曰：息摇肩者，心中坚，息引心中上气者，咳，息张口短气者，肺痿唾沫。又曰：吸而微数，其病在中焦，实也，当下之则愈，虚者不治。在上焦者其吸促，在下焦者其吸远，此皆难治，呼吸动摇振振者不治。又曰：病人语声寂然喜惊呼者，骨节间病；语声喑喑然不彻者，心膈间病；语声啾啾然细而长者，头中病。《平脉篇》曰：病人欠者，无病也，脉之而呻者，病也。言迟者，风也。摇头者，里痛也。里实护腹如怀卵物者，心痛也。"

又如《素问·至真要大论》："帝曰：善。方制君臣何谓也？岐伯曰：主病之谓君，佐君之谓臣，应臣之谓使，非上下三品之谓也。帝曰：三品何谓？岐伯曰：所以明善恶之殊贯也。"张志聪引用《神农本草经》的三品分类法加以说明，注曰："善恶殊贯，谓药有有毒无毒之分。按《神农本草》计三百六十种，以上品一百二十种为君，主养命以应天，无毒，多服久服不伤人，欲益气延年，轻身神仙者，本上品。以中品一百二十种为臣，主养性以应人，有毒无毒，斟酌其宜，欲治病补虚羸者，主中品。以下品一百二十种为佐使，以应地，多毒不可久服，欲除寒热邪气，破积聚，除固疾者，本下品。"

二是引用非医学文献作为注文论据。

如解释《素问·阴阳应象大论》"变化之父母"一文时，张志聪即应用了《易传》和朱熹《周易本义》的文字，注曰："《易》曰：在天成象，在地成形，变化见矣。朱子曰：变者化之渐，化者变之成；阴可变为阳，阳可化为阴；变化之道，由阴阳之所生，故谓之父母。"

又如解释《素问·六节藏象论》"岐伯曰：五日谓之候，三候谓之气，六气谓之时，四时谓之岁，而各从其主治焉"时，张志聪在注解中引用了《月令》的文字，曰："立春节初五日，东风解冻，次五日，蛰虫始振，后五日，鱼上冰。故五日谓之候，候物气之生长变化也。三五十五日而成一气，六气九十日而为一时，四时合二十四气而成一岁。以四时之气，而各从其主治焉。"

如此相互引证、注释，既可发明经义，又可使学者引申触类，起到弘扬经典的作用。

（2）集思广益，择善而从

张志聪构侣山堂，招同志讨论医学，开集体创作之先河。大家集思广益，张志聪则择善而从，并且在每卷的开头将参与整理此卷的同学及门人一一标明。由此，可以说《集注》汇聚着众人的心血，体现了集体的智慧。在集体研经方面，张志聪无疑为后世做出了榜样。他在《集注》中经常博采众长地引用个人的特色观点，一方面体现了实事求是的严谨作风，另一方面又展现了他宽广无私的胸襟。两部《集注》讨论医理，经常采用的方式有3种。

第一，兼收并蓄，即在张志聪注释之后，佐之以他人的见解，以进一步丰富含义。

如《素问·六节藏象论》曰："三而三之，合则为九，九分为九野，九野为九脏。"张志聪注曰："再以天地人之六气，三而之，合则为九九，九九分为地之九野，人之九脏，盖以九州配九窍，九野配九脏，故曰九野为九脏也。以地之九州通乎天气，天之三气分为九野，是地以九九制会，而合天之六六也。以人之九窍通乎天气，天之三气分为九脏，是人以九九制会，而合天之六六也。"继而，又引用了高世栻的观点："邑外谓之郊，郊外谓之牧，牧外谓之野，野，附城郭者也。《胀论》曰：胸腹，肠胃之郭也。膻中者，心主之宫城也。盖以九野在内，九州在八方之外，九脏在内，九窍在形身之外，故曰九野为九脏也。以九野之草生五色，普遍于九州八荒，是五色之变，不可胜视矣。五气五味藏于心肺肠胃，外使九窍之五色修明，音声能彰，此五味之美，不可胜极矣。是人之九窍，与天气相通，而九脏之又与地气相通也。"

又如《素问·阴阳类论》曰："三阴者，六经之所主也，交于太阴，伏鼓不浮，上空志心。"张志聪注曰："三阴者，五脏六经之所主也，五脏内合五行，五行者，木火土金水火，地之阴阳也。太阴者，脾土也。三阴之气，交于太阴，犹六气之归于地中，燥胜则地干，暑胜则地热，风胜则地动，湿胜则地泥，寒胜则地裂，火胜则地固，故脉伏鼓而不浮，乃六气伏鼓于地中，而不浮于外，是以上空志心，谓不及于心肾也。"后紧接莫子瑜的认识，曰："先天之气，从水火而化生五行，是六气乃心肾之所主，因伏鼓于地中，是以上空志心。"

第二，同学或门人见解为优，则径用之。

如《灵枢·水胀》曰："黄帝问于岐伯曰：水与肤胀、鼓胀、肠覃、石瘕，何以别之。"余伯荣曰："此章论寒水之邪，而为水与肤胀、鼓胀、肠覃、石瘕诸证。《经》云：太阳之上，寒水主之，寒者水之气也。肾与膀胱，皆积水也。故曰石水。石水者，肾水也。如水溢于皮间则为皮水，寒乘于肌肤则为肤胀，留于空郭则为鼓胀，客于肠外则为肠覃，客于子门则为石瘕，皆水与寒气之为病也。夫邪之所凑，其正必虚，外之皮肤肌腠，内之脏腑募原，肠胃空郭，皆正气之所循行。气化则水行，气伤则水凝聚而为病。是以凡论水病，当先体认其正气，知正气之循行出入，则知所以治之之法矣。"

又如《灵枢·五色》曰："雷公曰：其不辨者，可得闻乎？黄帝曰：五色之见也，各出其色部。部骨陷者，必不免于病矣。其色部乘袭者，虽病甚，不死矣。"朱永年曰："不辨者，谓不辨其真色而辨其病色也。五色之见，各出其色部者，谓五脏之病色，各见于本部也。《刺热论》曰：色荣颧骨，热病也。部骨陷者，谓本部之色，隐然陷于骨间，必不免于病矣。盖病生于内者，从内而外，色隐现于骨者，病已成矣。承袭者，谓子袭母气也。如心部见黄，肝部见赤，肺部见黑，肾部见青，此子之气色承袭于母部，虽病甚不死，盖从子以泄其母病也。"

第三，师生问答，共同研讨。即通过师生问难的方式来营造集思广益的氛围。如注解《素问·太阴阳明论》"故喉主天气，咽主地气"时，注曰："故者，承上文而言，脏腑阴阳之为病者，总属太阴阳明之所主也。喉乃太阴呼吸之门，主气而属天，咽乃阳明水谷之道路，属胃而主地，所谓阴阳异位是也。"韩永时公遐曰："阴阳异位之道，可得闻乎？"张志聪曰："阴阳二气，总属阳明水谷之所生，清中之清者上出于喉以司呼吸，所谓清阳出上窍也；清中之浊者，足太阴为之输禀于四肢，资养于五脏，所谓清阳实四肢，浊阴走五脏，故经言足太阴独受其浊。阳明者土也，位居中央，故主地，是在脏腑阴阳而言，则太阴为阴，阳明为阳，在天地阴阳而言，是受清者为天，受浊者为地。是以九候之中，阳明与足太阴主地，手太阴主天。"

又如《黄帝内经灵枢集注·营气》注曰："金西铭问曰：营血之不营于任脉、两跷者何也？曰：任脉起于胞中，阳跷乃足太阳之别脉，阴跷乃足少阴之别脉，胞中为血海，膀胱乃津液之腑，肾主藏精，皆有流溢于中之精血贯通，故营血不营焉。又问曰：营气之不行于冲脉、带脉、阳维、阴维者何也？曰：冲任二脉，虽并起于胞中任脉，统任一身之阴，与督脉交通，阴阳环转者也，冲脉上循背里，为经络之海，其浮而外者。循腹上行至胸中而散，充肤热肉生毫毛，盖主行胞中之血，充溢于经脉皮肤之外内，不与经脉循度环转。越人曰：阳维、阴维者，维络于身，溢畜不能环流灌溉诸经者也。故阳维起于诸阳之会，阴维起于诸阴之交。带脉者，有如束带，围绕于腰，统束诸脉，此皆不与经脉贯通，故不循度环转。莫云从问曰：脏腑之气本于五运六气之所生，营气之行，始于手太阴肺，终于足厥阴肝，与五行逆顺之理，不相符合，请详示之。曰：血脉生于后天之水谷，始于先天之阴阳，肺属天而主脉，其脉环循胃口，是以胃府所生之精血，先从肺脉而行腹走手，而手走头，头走足，而足走腹，脏腑相传，外内相贯，此后天之道也。以先天论之肾主天一之水，心包络主地二之火，肝主天三之木，肺主地四之金，脾主天五之土，是以肾传之包络，包络传之肝，肝传之肺，肺传之脾，脾复传于少阴。少阴之上，君火主之，君火出于先天之水中，后天之太阳也，故复从手少阴心，而传于足少阴肾，肾主先天之水，肺主后天之气，督脉环绕于前后上下，应天运之包乎地外，血脉之生始出入，咸从天气以流行，故人之所以合于天道也。"

（3）善取旧注，选论精要

尽管张志聪注解《内经》，主张"前人咳唾，概所勿袭"，但对于前贤如唐代王冰、明代马莳和吴崑等注释精妙之处，也能够充分汲取，加以继承，在《集注》中加以体现。

如解释《素问·金匮真言论》"故背为阳，阳中之阳心也；背为阳，阳中之阴肺也。腹为阴，阴中之阴肾也；腹为阴。阴中之阳肝也；腹为阴，阴中之至阴脾也"时，张志聪在注文中引用了王冰的注文，曰："王氏曰：心为阳脏，位处上焦，以阳居阳，故谓阳中之阳。肺为阴脏，位处上焦，以阴居阳，故谓阳中之阴。肾为阴脏，位处下焦，以阴居阴，故谓阴中之阴。肝为阳脏，位处下焦，以阳居阴，故谓阴中之阳。脾为阴脏，位处中焦，以太阴居阴，故谓阴中之至阴。"

如注解《素问·阴阳应象大论》"阴胜则阳病，阳胜则阴病；阳胜则热，阴胜则寒"时，张志聪在注文中引用了马莳的解释，曰："马氏曰：用酸苦之味至于太过，则阴胜矣。阴胜则吾人之阳分，不能敌阴寒而阳斯病也。用辛甘之味至于太过，则阳胜矣。阳胜则吾人之阴分，不能敌阳热而阴斯病也。所谓阳胜则阴病者，何也？以阳胜则太热，彼阴分安得不病乎。所谓阴胜则阳病者，何也？以阴胜则太寒，彼阳分安得不病乎。"

如注解《素问·疟论》中有关"疟"的定义时，张志聪引用了吴崑的观点，曰："痎，亦疟也。夜病者，谓之痎；昼病者，谓之疟。"

除了引用《内经》注家的观点之外，张志聪还注意继承前贤的见解。如前文提到的卢之颐，所著《痎疟论疏》对疟疾的临床诊疗阐发具有创见。张志聪注解时便吸收其主要观点，加入注文。如对《素问·疟论》"此令人汗空疏，腠理开，因得秋气，汗出遇风，及得之以浴，水气舍于皮肤之内，与卫气并居。卫气者，昼日行于阳，夜行于阴。此气得阳而外出，得阴而内薄，内外相薄，是以日作"，张志聪注文引卢之颐注解："卢子繇曰：暑令人汗出空疏、腠理开者，以暑性暄发，致腠理但开，不能旋阖耳。不即病者，时值夏气之从内而外，卫气仗此，犹可捍御。因遇秋气，机衡已转，自外而内矣。其留舍之暑，令汗出空疏、腠理开，风遂乘之以入，或得之以沐浴，水气舍于皮肤之内，与卫气并居。卫气者，昼日行于阳，夜行于阴。风与水气，亦得阳随卫而外出，得阴随卫而内薄，内外相薄，是以日作也。"

（4）注解篇名，彰明经义

对于《内经》篇名大义的注解，始自明代马莳。其从文字、医理等多方面进行解释，简明扼要，对于了解全篇文字内容能够起到提纲挈领的作用。张志聪注解《素问》也参考了此种做法，但并非是对全部的篇章名称注解，仅是对篇名难解者加以说明，总计26篇。

对《上古天真论》注曰："上古，谓所生之来。天真，天乙始生之真元也。首四篇，论调精神气血。所生之来谓之精，故首论精。两精相搏谓之神，故次论神。气乃精水中之生阳，故后论气。"如此将前四篇的主旨和排列次序介绍清楚。

对《阴阳应象大论》注曰："此篇言天地水火，四时五行，寒热气味，合人之脏腑形身，清浊气血，表里上下，成象成形者，莫不合乎阴阳之道。至于诊脉察色治疗针砭，亦皆取法于阴阳。故曰阴阳应象大论。"简要阐述了阴阳之道是贯穿生命与治疗的准则。

"运气七篇大论"的篇解，依次是"总论五运主岁，六气司天，皆本乎天之运化，故曰天元纪大论""分论天之五气，地之五行，布五方之政令，化生五脏五体，皆五者之运行，故曰五运行论""分论六节应天，六节应地，主岁主时及加临之六气，故曰六微旨大论，言阴阳之数，其旨甚微""言五运有政令之常，有常而后有变""五运主岁，有太过不及之气交，有胜复之变易，故以名篇""论六气主司天于上，在泉于下，五运六气，运化于中，间气纪步为加临之六气以主时，五六相合以三十年为一纪，再纪而为一周，故名六元正纪大论""论六气司天，六气在泉，有正化，有胜复，有主客，有邪胜。至真者，谓司天在泉之精气，乃天一之真元；要者，谓司岁备物以平治其民病，无伤天地之至真，乃养生之至要也"。这样，就把运气学说的基本精神概括出来了。

（5）衍义为主，亦重训诂

张志聪校注《内经》的观点，是"唯求经义通明，不尚训诂详切"。这种重"经义"轻"训诂"的观点，在当时中医训诂界是具有代表性的。如日本浅田惟常《先哲医话·多芭纪庭》言："训诂虽精，而其义不切于治术者，未为得也；训诂不精，而施之于疾病必有实效者，乃为得经旨矣。""文以载道"，医古文载医道。要得经旨，就必须精于训诂；疏于训诂，就难于无误地阐发医经真谛。一部高水平的校注，应当做到"经义通明""训诂详切"。任何"不尚训诂"的观点都是片面的，不全面的，都不能不犯这样或那样的错误，如《素问·四气调神大论》曰："道者，圣人行之，愚者佩之。"张志聪注："愚者止于佩服，而不能修为，是知而不能行者，不可谓得道之圣贤也。"对于"愚者佩之"的"佩"，张志聪是不明通假字而误承王冰之注为"佩服"。正如俞樾《内经辨言》所说："王注非也。佩当为倍。《释名·释衣服》曰：佩，倍也。《荀子·大略》曰：一佩易之、杨倞注：佩或为倍。是佩与倍声近义通，倍犹背也。昭二十六年《左传》：倍奸齐盟。《孟子·滕文公篇》：师死而遂倍之倍，并与背同。'圣人行之，愚者佩之'，谓圣人行道，而愚人倍道也。下文云：从阴阳则生，逆之则死，从之则怡，逆之则乱。曰从曰逆，正分承圣人愚者而言，行之故从，倍之故逆也。王注泥本字为说，未达假借之旨。"

但是，由于张志聪在校注中，能发挥集体智慧弥补了"不尚训诂"之拙，其注释较详尽，且不乏高于前人之注。如《灵枢·热病》曰："男子如蛊，女子如怚。"张志聪注："怚，当作阻，形容其血气之留滞于内也。"此注匡正了前人之误。周学海在《读医随笔》中大加赞语说"怚者，阻之讹也。《甲乙经》引此作阻。《脉经》有肝中风者，令人嗜甘，如阻妇状。是明明以阻为妊娠之称矣，谓妊娠则经阻不下也，故妊娠之病曰恶阻，谓恶作剧于阻妇也。丹溪解为呕恶以饮食者，谬矣、马注径作怚解，考字书无怚字，揣其注意，颇似怚字之义，穿凿极也。张隐庵起而正之，宜也，惜未见《甲乙经》耳。又见《太素》作妲，尤非。"

丹波元简《灵枢识》也有类似评语。《灵枢识·本输》："使逆则宛。张云：宛，郁同。言用针治此者，逆其气则郁，和其气则通也。简案：马为宛宛中之宛，误。"其中"张云"之张，指张志聪，张注："宛，郁也。"

《素问·标本病传论》曰："凡刺之道，必别阴阳，前后相应逆从得施，标本相移。"马莳注："前后者，背腹也，其经络互相为应。"吴崑注："谓经络前后，刺之气相应也。"张介宾注："取其前则后应，取其后则前应。"张志聪注："前后之相应者，有先病后病也。"以上四家，从不同角度对"前后"作了训释，都不无道理。然马莳、吴崑、张介宾注虽其含义不尽同，但都当方位名词解；唯张志聪当时间名词解，是较为正确的。

张志聪虽宣称"唯求经义通明，不尚训诂详切"；事实上，离开训诂这工具，要求通明经义是难以想象的，这从张志聪自身训释中就可得到回答。张志聪训诂的特点：

一是释词与串解结合，这点和马莳很相像，难怪后人常张、马并称。如《灵枢·本输》曰："春取络脉诸荣大经分肉之间，甚者深取之，间者浅取之……转筋者，立而取之，可令遂已。痿厥者，张而刺之，可令立快也。"张志聪注："此论阴阳气血，又随四时之生长收藏，而浅深出入者也。

春时天气始开，人气在脉，故宜取络脉……转筋者，病在筋。痿者，两臂不举。厥者，两足厥逆也。张者，仰卧而张大其四支。立之张之，应天地之上下四旁，四时之气，得以往来流行而无阻滞矣。故伸舒其四体，则筋脉血气之厥逆者，可令立快也。此言人之气血，随四时之气流行，阻则为挛厥之病，故当仲舒四体，以顺四时之气焉。"张志聪注："此论阴阳气血……而浅深出入者也。"概述本段大意。接着解释"春取络脉"的道理，训释"转筋""痿""厥""张"的词义。接着串释句义，最后再总括主要内容，给人以要领。

二是对名物训诂较为重视。以《灵枢·本输》为例。涌泉，张志聪注："地下之泉水，天一之所生也，故少阴之始出，名曰涌泉。"阴谷，张志聪注："复溜者，复溜于地中，故合穴曰阴谷。"通谷，张志聪注："通谷，通于肾之然谷。"昆仑，张志聪注："昆仑，水之发源，星宿海也。"腑，张志聪注："藏货物曰府，六腑受盛水谷，传化糟粕，受藏精汁，故名曰腑。"上四例是训穴道命名之语源。张志聪对穴名之训释，有其独特观点。他说："愚错综释穴名者，以明人合天地阴阳，五运六气之道。如经穴之部位分寸，须详考铜人图像，即顺文添注，无补于事，反为赘瘤，至于刺之留呼，灸之壮数，更不可执一者也。"这种观点，当是无可非议的。

三是注文很少用训诂术语直接标明其通假字、古今字和异体字；但从释文中可窥见其对这类字还是注意到的。如《素问·五脏生成》曰："得之寒湿，与疝同法，腰痛，足清，头痛。"张志聪注："故病证与疝病相同，而腰痛足冷也。"《素问·五脏生成》曰："得之沐浴清水而卧。"张志聪注："清水，冷水也。"上二例张志聪把"清"均训为"冷"，绝非偶然，说明张志聪懂得"清"通"凊"，故训为冷。

（6）铺陈直叙，详略得体

张志聪围绕着经文加以注释，平铺直叙，无华丽之辞藻，而多质朴之文句。因而内容恰当，通俗易懂便成为其注释的一大风格。他往往根据内容的需要，有时段注文俨然一篇论文，有时却寥寥数语，画龙点睛。

如《素问·热论》曰"凡病伤寒而成温者，先夏至日者为病温，后夏至日者为病暑，暑当与汗皆出，勿止"，是为中医外感病重要理论。张志聪不惜笔墨，辑录了当时讨论的实况。其注文曰："此复论邪气留恋之热也。凡伤于寒则为病热者，此即病之伤寒也。如邪气留恋而不即病者，至春时阳气外出，邪随正出，而发为温病，盖春温夏暑，随气而化，亦随时而命名也。伏匿之邪，与汗共并而出，故不可止之。诸弟子问曰：本篇论三阴三阳之脉，皆属足经，是以有传足不传手之说，盖本诸此乎？曰：伤寒相传，病在三阴三阳之六气，益以六经配合六气，经之所循，即气之所至，故兼论其脉，非病在有形之经，而可以计日相传者也。夫天为阳，地为阴，风寒暑湿燥火，天之阴阳也，木火土金水火，地之阴阳也。天之十干，化生地之五行，地之五行，上呈天之六气，故在地为水，在天为寒，在地为火，在天为暑，在地为木，在天为风，在地为金，在天为燥，在地为土，在天为湿。故在天为气，在地成形，形气相感而化生万物。是以东方生风，风生木，木生酸，酸生肝，肝生筋。南方生热，热生火，火生苦，苦生心，心生血。中央生湿，湿生土，土生甘，甘生脾，脾生肉。西方生燥，燥生金，金生辛，辛生肺，肺生皮毛。北方生寒，寒生水，水生成，咸生肾，肾生骨是人之形骸脏腑，感在天无形之六气，在地有形之五行，而生长成形者也。是以人身有无形之六气，以配三阴三阳之经脉，有有形之脏腑骨肉经脉皮毛，以应在地之五行，而三阴三阳之经气，又由五脏五行之所生，此亦阴阳形气之相合也。是以有病在无形之气，而涉于有形之经者，有病在有形之皮毛肌脉筋骨脏腑，而涉无形之气者，此形气之相感也。若夫伤寒之邪，系感天之六气，故当于吾身之六气承之，病在六气，而六经之经脉应之，此人与天地之气，相参合者也。按《六微旨论》曰：上下有位，左右有纪，厥阴之右，少阴治之，少阴之右，太阴治之，大阴之右，少阳治之，少阳之右，阳明治之，阳明之右，太阳治之。大阳为诸阳主气，故先受邪，是以一日太阳，二日阳明，三日少阳，四日太阴，五日少阴，六日厥阴，六日经尽，七日来复而病气即衰，如七日不愈，又从太阳而当作再经，此病在无形之六气，故能六经传遍，而来复于太阳，若病在有形之经脉，此系转属经之病，而不相传于别经者也。再按本篇曰：太阳之上，寒气治之，中见少阴，阳明之上，燥气治之，中见太阴，少阳之上，火气治之，中见厥阴，太阴之上，湿气治之，中见阳明，少阴之上，君火治之，中见太阳，厥阴之上，风气治之，中见少阳。又曰：太阳少阴，从本从标；少阳太阴，从本；阳明厥阴，不从标本，从乎中也。故从本者化生于本，从标本者有标本之化，从中者以中气为化也。盖太阳标阳而本寒，少阴标阴而本热，此皆有寒热之化，故曰从本从标。如天之寒邪，即太阳之本气，而病在太阳之标阳，得太阳阳热之气，而反化为热病，是反天之本寒，而反病标阳之热，所谓病反其本，得标之病。既病太阳标阳之热，而反以凉药治之，所谓治反其病，得标之方，此太阳之从标也。如病在太阳，而不得标阳之热化，则太阳经中有四逆汤及诸附子汤，以救大阳之本寒，此太阳之从本也。如少阴经中有急下之大热证，此少阴之从本也。有急温之大寒证，此少阴之从标也。故曰太阳少阴，从本从标。如阳明感阳热之悍气，则为大下之热病，如得中见阴湿之化，则为汗出和平之缓证，如厥阴得中见少阳之火化，则为便利脓血之热证，如病本气之阴寒，则为手足厥逆之危证，此皆寒热阴阳之气化者也。本篇论太阳为诸阳主气，先受天之寒邪，得太阳标阳以化热，即六经传遍，热虽甚而不死。故篇名曰热病论，盖专论病热之伤寒，而不论伤寒之变证，以其得太阳阳热之气化故也。至如其脉连于风府，循胁络嗌，皆病在无形之六气，而见有形之经证，非太阳之脉可传于阳明，阳明之脉可传于少阳，少阳之脉可传于三阴者也。能明乎天地阴阳五行六气之化，庶可与论伤寒之为病。诸生复问曰：是伤寒之邪，止病在足经，而不病手经耶？曰：六脏六腑，配合十二经脉，十二经脉以应三阴三阳之气，然阴阳之气。皆从下而生，自内而外，故《灵枢经》云：六腑皆出于足之三阳，上合于手者也。是以本经以三阴三阳之气，始应之六经，足之六经，复上与手经相合。"注文1600余字，详细讨论了三阴三阳、经气与病气传变、标本中见等原理，可谓内容丰富，条理清晰。

又《素问·逆调论》载："帝曰：人有逆气，不得卧而息有音者，有不得卧而息无音者，有起居如故而息有音者，有得卧，行而喘者，有不得卧，不能行而喘者，有不得卧，卧而喘者，皆何脏使然？愿闻其故。"张志聪注："此论经气上下之不调也。经气生于脏腑，故曰何脏使然。"仅以短短22字加以注释，可谓言简意赅。

2. 注释举隅

《黄帝内经素问集注》《黄帝内经灵枢集注》的注文中还有很多精彩释义，以下略举数例，以窥一斑。

（1）基本概念

① 奇恒之腑

奇恒之腑的概念，首见于《素问·五脏别论》。一般认为，奇恒之腑为脑、髓、骨、脉、胆和女子胞六者，功能上类似于五脏"藏而不泻"，然非神脏；又无常腑受盛、传化水谷的作用，不具备"泻而不藏"的特征。张志聪认为，奇恒之腑的说法，或来自方士修炼实践，属于另外的一种脏腑认知观点。他说："凡藏物者皆可名脏名腑，故皆自以为是也。按以上十篇，首四篇，论精神气血，后六篇，论脏腑阴阳，是以此篇申明藏精气者名脏，传化物者为腑，然又有脑、髓、骨、脉、胆、女子胞，亦所以藏精神气血者也。修养之士，欲积精全神通玄牝，养胎息结灵孕者，不可不知也。脑名泥丸宫，为上丹田，骨藏髓，脉藏血，诸髓血脉皆会于脑，故脑为精髓之海。舌下为华池，有廉泉、玉英二窍，通于胆液，《黄庭经》曰：玉池清水灌灵根，审能修之可常存。女子，玄母也。胞者，养胎息，结灵胎者也。《胎息经》曰：胎从伏气中结，气从有胎中息，结精育胞化生身，留胎止精可长生。故曰'脑、髓、骨、脉、胆、女子胞'，此六者更当藏密而不可虚泻者也。"

② 解㑊

《素问·平人气象论》有"解㑊"病名。唐·王冰注："寒不寒，热不热，弱不弱，壮不壮，㑊不可名，谓之解㑊也。"明·张介宾注："解㑊者，困倦难状之名也。"清·姚止庵注："解㑊二字，他书并无，惟《素问》五见。王注殊为可疑，乃历代高贤，卒未有辨其非者……解当作懈，谓懈弛无力也。㑊字从人从亦，言气血俱虚，形骸徒具，亦人而已。注以解㑊为不可名状之病，世岂有肾脉缓涩，而其病即奇怪若此者，恐无是理也。"张志聪旁征博引，对"解㑊"病名进行了详细注解："懈惰也，杭世骏《道古堂集》云：'解㑊二字，不见他书。解，即懈，㑊，音亦。倦而支节不能振耸，惫而精气不能检摄，筋不束骨，脉不从理。解解㑊㑊，不可指名，非百病中有此一症也。'《内经》言此者凡五。《平人气象论》云：尺脉缓涩，谓之解㑊。王氏注：'㑊，不可名。'㑊，困弱也。按：《宋书·明恭王皇后传》：'后在家，为㑊弱妇人。'《玉机真脏论》云：'冬脉太过，则令人解㑊。'此从脉起见也。《刺疟论》云：'足少阳之疟，令人身体解㑊，寒不甚，热不甚，恶见人，见人心惕惕然，热多汗出甚。'此从疟起见也。《刺要论》云：'刺骨无伤髓，髓伤则销铄胻酸，体解㑊然不去矣。'《四时刺逆从论》云：'夏刺经脉，血气乃竭，令人解㑊。'此从刺而究其极也，要皆从四末以起见，如经所言堕怠，小变其辞，而意较微眇尔。宋景濂《送葛医师序》，不得其解，篁南江氏，辑《名医类案》，引叶氏《录验方》，以为俗名发痧之证，别列一门，武断极矣。余尝见有此病，发必神思躁扰，少腹痛，《灵》《素》未尝言及，与解㑊之义，毫不干涉，殆大缪矣。"

时贤胡天雄注曰："解㑊一词，见于《素问》者，除本篇外，尚有《玉机真脏》《刺疟》《刺要》《四时刺逆从》等共五篇，见于《灵枢》者，有《论疾诊尺》一篇。解㑊之义，各家说不一，当以懈怠无力者为是。盖尺肤弛缓，则全身肌肉亦弛缓，其人懈怠无力可知，故《素问》以尺缓脉涩为解㑊，《灵枢》以尺肉弱者为解㑊。是诊尺肤以知全身之法。故又曰：善调尺者不待于寸。"可见，张志聪注超出各家。

③ 湿痹

"湿痹"，张志聪定义为"湿流关节，故为留著之痹"。其通过对比，认为《伤寒论》所述"湿痹"主要为感受湿邪所致。而《素问·痹论》所述"湿痹"，是在风、寒、湿三者综合作用之下而形成，湿邪属性临床表现突出者。张志聪说："本篇风寒湿三气杂至，合而为痹，是三邪合而为痹也。《灵枢·周痹》篇曰：风寒湿气，客于外分肉之间，迫切而为沫，沫得寒则聚，聚则排分肉而分裂也。分裂则痛，痛则神归之，神归之则热，热则痛解，痛解则厥，厥则他痹发，发则如是。是寒痹先发而他痹复发也。本篇论风气胜者为行痹，湿气胜者为著痹，是三气杂合而以一气胜者为主病也。经论不同，因证各别。临病之士各宜体认。"

④ 息积

阐释"息积"病名、临床表现和治疗方法时，张志聪说："肺主气而司呼吸定息，故肺之积曰息奔，在《本经》曰：息积，积者渐积而成，是以二三岁不已。夫肝肺之积，皆主胁下满，积在肝则妨于食，此积在肺，故不妨于食也。此病腹中有形，不可灸刺。凡积当日用导引之功，调和之药，二者并行，斯病可愈，若止用药而不导引，则药不能以独治也。"

⑤ 脾瘅

阐释"脾瘅"的形成原因时，张志聪说："五气者，土气也，土位中央，在数为五，在味为甘，在臭为香，在脏为脾，在窍为口。多食甘美，则臭味留于脾中，脾气溢而证见于外窍也。瘅，热也。按《金匮要略》：一者经络受邪入脏腑，为内所因；二者四肢九窍血脉相传为外皮肤所中也；三者房室金刃，虫兽所伤，若人能养慎，更能无犯王法，禽兽灾伤，房室勿令乏竭，服食节其冷热，苦酸辛甘，如此人数食甘美而致口甘消渴者，乃不内外因之病也。"

⑥ 纵

《素问·生气通天论》"有伤于筋，纵，其若不容"一语，马莳注："胸腹胀，真若有不能容物者矣。"吴崑注："纵而不收，其若不能为容止矣。"而张志聪注："筋伤而弛纵，则四体若不容我所用也。"从经文上下来看，马莳注"胸腹胀"显然不合经旨，吴注有含糊之嫌，张志聪的注解可谓精当。

⑦ 善气

《素问·阴阳别论》中的"善气"，王冰注曰："肾胆同逆，三焦不行，气蓄于上，故心满；下虚上盛，故气泄出。"马莳注："胆气有余，故善气，《宣明五气论》云胆为怒者是也。"吴崑逢此则默。张介宾、李中梓、姚止庵袭王注。张志聪注："善气者，太息也。心系急则气道约，故太息以伸出之。"丹波元简注："按《礼记》'勿气'。郑注'谓不鼻息也。'乃志聪之注为得矣。"

⑧ 浸淫

《素问·玉机真脏论》有"身热而肤痛，为浸淫"一语，马莳谓病痛流布全身，注云："浸淫者，其痛流布于周身也。"吴崑以"浸淫"为热邪浸渍而淫，注云："浸淫，热不得去，浸渍而淫，邪热渐深之名。"姚止庵则指汗出，注云："浸淫者，汗也。火逼肺而为汗也。"诸说不一。独张志聪注云："浸淫，肤受之疮，火热盛也。"而丹波元简认为"以肤痛义胜。"时贤胡天雄曾为张志聪鸣不平，他说："《说文》段注：'浸淫者以渐而入也。'凡事物逐渐扩大或深入，如水之浸渍，古人皆谓之浸淫。《汉书·食货志》：'盗贼依阻山泽……浸淫日广。'注：'浸淫犹渐染。'浸淫亦作寝淫，《后汉·虞诩传》：'恐其疽食寝淫而无限极。'或讹作侵淫。《北史·李崇传》：'贼势侵淫，寇连恒朔。'其义皆同。医家则以汁水流溢，浸淫成片者为浸淫疮，如今之渗出性湿疹是，诸家释此，各是其说，详绎文义，'为浸淫'三字接'身热而肤痛'句来。说明浸淫是皮肤之病，其原因则是心脉太过所致。《至真要》云：'诸痛痒疮，皆属于心。'《五常政》云：'之温热者疮。'《诸病源候论·浸淫疮候》云：'浸淫疮是心家有风热，发于肌肤，初生甚小先痒后痛而成疮，汁出侵溃肌肉，浸淫渐阔乃遍体。'皆以疮疡为火热太过之病，故当从志注释浸淫疮为是。多纪氏非之，失考。"

⑨ 衡络之脉

《素问·刺腰痛论》有"衡络之脉"一词，王冰注曰："衡，横也，谓太阳之外络，自腰中横入髀外后廉，而下与中经合腘中者。今举重伤腰，则横络绝，中经独盛，故腰痛不可以俯仰矣。一经作衡［疑冲］绝之脉，传写鱼鲁之误也。若是衡［疑冲］脉，《中诰》不应取太阳脉委阳、殷门之穴也。"后世医家大都从王注。唯张志聪认为衡络之脉是带脉的别称，其注曰："此论带脉为病而令人腰痛也。衡，横也。带脉横络于腰间，故曰横络之脉。夫足之三阳，循腰而下，足之三阴，及奇经之脉，皆循腰而上，病则上下不通，阴阳间阻，而为腰痛之证。惟带脉横束于其间，无上下之相贯，故必因举重伤腰，以致横络之脉绝伤，而恶血归之，令人腰痛，不可以俯仰也。"丹波元简评价道："此胜于旧注。"

⑩ 四海

四海的概念，见于《灵枢·海论》等篇。张志聪取象于天地间十二经水与海的关系，进行讨论。"夫天主生物，地主成物，是以人之形身，应地之四海十二经水。然水天之气，上下相通，是以头气有街，胸气有街，腹气有街，胫气有街，经气上下之出入也。故合人于天地四海，必先明知阴阳表里荣输之所在，四海定矣。"继而，分别讨论了四海的部位、成因与特点。张志聪说："胃者水谷之海，其输上在气冲，气在腹者止之背俞，下至足之三里，是水谷之海，上通于天气，而下通于经水也。冲脉者为十二经之海，其输上在于太阳之大杼，下至巨虚之上下廉，而出于胫气之街。是冲脉之外通于天气，而内通于经水也。膻中者为气之海，在膺胸之内，宗气之所聚也，宗气流于海，其下者注于气街，其上者走于息道，故气在胸者止之膺与背俞，故其输上在背之天柱，前在膺胸之人迎，是气海之上通于天，而下通于经水也。脑为髓之海，气在头者止之于脑，故其输上在于其盖，下在督脉之风府，是髓海之上通于天而下通于经水也。是十二经脉，应地之十二经水。经水者皆注于海，海有东西南北，而海之云气上通于天，是以人之所以合天地四海也。"

⑪ 空

《素问·五脏生成》曰："不得反其空。"滑寿注："空，血流之道，大经髓也。"马蒔注："空，与孔同。不得反其空穴。"张志聪注云："空，骨空也。骨空者，节之交，三百六十五穴会，络脉之渗灌诸节者也。血行于皮肤，不得反循于穴会，故为痹厥也。"吴、张仍王注。丹波元简评价说："志注似与下文相顺承。"

⑫ 标本病传

"标本病传"概念，是为分析疾病发病与传变、确立治则治法，提供理论研讨路径。张志聪解释说："夫邪之中人，必先始于皮毛，次发于肉理，次入于络脉，此淫甚之气，故始于皮毛而使毛折，发于肉理而使正气横倾，泮衍于脉中而使血气流传入于脏腑，以成卒死之病。夫所谓标本者，感在天之六气，而病吾身中之阴阳，即入于腹内以致中满者，在于募原腠理之气分，若淫邪泮衍于血脉之中，则入脏腑为内所因矣。故曰，善治者治皮毛，其次治肌肤，其次治筋脉，其次治六腑，其次治五脏，治五脏者，半死半生也。"

⑬ 治病求本

《素问·阴阳应象大论》提出"治病必求于本"。张志聪注云："本者，本于阴阳也。人之脏腑气血表里上下，皆本乎阴阳。而外淫之风寒暑湿，四时五行，亦总属阴阳之二气。至于治病之气味，用针之左右，诊别色脉，引越高下，皆不出乎阴阳之理。故曰治病必求其本。"日人丹波元简评价道："此句，诸家并衍王义，而志聪注最为明备。"

⑭ 因地制宜

"因地制宜"原见于《素问·异法方宜论》，是中医学的基本治则之一。临床医生常根据地势、地理环境，确定具体的治疗方式与方法。张志聪从天时－地理－人体的关联性出发，解释说："夫九州八方，皆通于天气。天有春夏秋冬之四时，地有生长化收藏之五气，而人亦应之。是以东方主春生之令，而人气亦发生于外，故宜针石以治其外；南方主夏长之令，而人气更发越于外，故宜微针以治其皮毛；西方主秋收之令，人气亦收藏于内，故宜毒药以治其内；北方主冬藏之令，而人之阳气亦沉潜于下，故宜艾灸以起阳气于至阴；中央湿土主生化之令，而人气亦守于中，故宜导引按蹻，使灌通于四末。此地势有生长收藏之不同，而治法是亦有别也。"

（2）**基本命题**

① 春夏养阳，秋冬养阴，以从其根

此命题出自《素问·四气调神大论》。王冰注："阳气根于阴，阴气根于阳，无阴则阳无以生，无阳则阴无以化，全阴则阳气不极，全阳则阴气不穷。春食凉，夏食寒，以养于阳；秋食温，冬食热，以养于阴。滋苗者必固其根，伐下者必枯其上，故以斯调节，从顺其根。二气常存，盖由根固，百刻晓暮，食亦宜然。"张志聪说："四时阴阳之气，生长收藏，化育万物，故为万物之根本。春夏之时，阳盛于外而虚于内，秋冬之时，阴盛于外而虚于内。故圣人春夏养阳，秋冬养阴，以从其根而培养也。”相较而言，王冰更关注阴阳互根的关系，而张志聪则从生命体内在阴阳关系而言。基于对文章前后文意的考察，似更妥帖。

② 五脏者，身之强也

此命题出自《素问·脉要精微论》。王冰注：“脏安则神守，神守则身强。”张志聪则从先后天精气滋养的角度，加以理解。注曰：“此言四体百骸，髓精筋骨，亦皆由脏精之所资也。《灵枢·经脉》篇曰人始生先成精，精成而脑髓生，骨为干，脉为营，筋为刚，肉为墙，皮肤坚而毛发长，谷入于胃，脉道以通，血气乃行。盖言人之气血声色、筋骨肌肉，靡不由先天始生之精，后天水谷之液所资生而资养者也。”

③ 五脏因肺热叶焦，发为痿躄

此命题出自《素问·痿论》。王冰注：“肺者，所以行荣卫治阴阳。”张志聪则从肺的位置、基本功能、与心的关系等方面加以解释。注曰：“此申明五脏之热而成痿者，由肺热叶焦之所致也。脏真高于肺，朝百脉而行气于脏腑，故为脏之长。肺属乾金而主天，居心主之上，而为心之华盖。有所失亡，所求不得，则心志靡宁而火气炎上，肺乃心之盖，金受火刑，即发喘鸣，而肺热叶焦矣。肺热叶焦则津液无从输布，而五脏皆热矣。故曰‘五脏因肺热叶焦而成痿躄’者，此之谓也。”

④ 肝生于左，肺藏于右，心布于表，肾治于里，脾为之使，胃为之市

此命题出自《素问·刺禁论》。王冰注：“肝象木，王于春，春阳发生，故生于左也……肺象金，王于秋，秋阴收杀，故藏于右也……阳气主外，心象火也……阴气主内，肾象水也……营动不已，糟粕水谷，故使者也……水谷所归，五味皆入，如市杂，故为市也。”张志聪则结合方位与脏腑基本功能，加以解释。注曰：“肝主东方乙木，肺主西方辛金。圣人南

面而立，前曰广明，后曰太冲，左东而右西，是以肝左而肺右也。曰生曰藏者，谓脏体藏于内，脏气之从左右而出于外也……心为阳脏而主火，火性炎散，故心气分部于表。肾为阴脏而主水，水性寒凝，故肾气主治于里……脾主为胃行其津液，以灌四旁，故为之使，胃为水谷之海，无物不容，故为之市。"

⑤ 凡刺之方，必别阴阳

此命题出自《素问·标本病传论》。张志聪基于标本关系，探讨了与针刺有关的阴阳治则原理。"阴阳者，三阴三阳之六气也。少阳标阳而本火，太阴标阴而本湿，少阴标阴而本热，太阳标阳而本寒，阳明标阳而本燥，厥阴标阴而本风，少阳太阴从本，少阴太阳从本从标，阳明厥阴不从标本，从乎中也。从本者化生于本，从标本者有标本之化，从中者以中气为化也。前后相应者，有先病后病也。逆从得施者，有逆取而得者，有从取而得者。标本相移者，有取标而得者，有取本而得者。"

⑥ 天地之变，无以脉诊

此命题出自《素问·五运行大论》。王冰注："天地以气不以位，故不当以脉知之。"张志聪从基本原理和逻辑判断两个方面，对该命题进行了阐释。注曰："天地之气者，五运六气也。胜复之作者，淫胜郁复也。言气运之变而为民病者，非诊候之可知也。盖每岁有司天之六气，有主岁之五运，有间气之加临，有四时之主气，人在天地气交之中，一气不和，即为民病，是天地四时之气而为民病者，不能以脉诊而别某气之不和也。再按'平脉篇'曰：伏气之病，以意候之。今月之内，欲有伏气，假令旧有伏气，当须脉之。盖天地之气淫胜，则所不胜之气郁伏矣，民感之而为病者，亦郁伏于内，而不形于诊也。故欲知伏气之病，当以意候之，候今月之内，有何气之不和，则知民有伏气之病矣。郁伏之气复发，而民病始作，然后发见于脉，故曰假令旧有伏气，当须脉之。此与暴感风寒暑湿之邪，而卒病伤寒中风，即见于脉诊者之不同。故曰天地之气，无以脉诊，此之谓也。"

（二）阐释《伤寒》，注重气化

1. 维护旧论，汇节分章

张志聪从师于张遂辰，张遂辰研究《伤寒论》颇有造诣，主张尊重王叔和，赞同成无己，是维护伤寒旧论的代表医家。张遂辰针对《伤寒论》错简甚多、需要重订的观点，认为王叔和不仅没有乱张仲景之书，而且把张仲景之学完整传承下来，实为张仲景之大功臣；成无己不仅没有曲解张仲景之说，而且引经析义，实为诸家之所不胜。张遂辰说："仲景之书，精入无伦，非善读，未免滞于语下、诸家论述，各有发明，而聊摄成氏引经析义，尤为详洽，虽抵牾附会间或时有，然诸家莫能胜之，初学不能舍此索途也。悉依旧本，不敢去取。"（《张卿子伤寒论·凡例》）故其所注《伤寒论》，自"辨脉""平脉""伤寒例"以至六经，"霍乱""阴阳易"、汗吐下可与不可诸篇次第，悉依旧本，以致对成无己的注释，亦毫未变动，仅是在成注之后，有选择地增列历代诸家之说而已。

张志聪宗张遂辰维护旧论之说，尊王赞成。其云："本经章句，向循条则，自为节目，细玩章法，联贯井然，实有次第，信非断简残篇，叔和之所编次也。"（《伤寒论宗印·凡例》）"世传《伤寒论》乃断简残篇，藉王叔和之编次。聿稽仲景生于东汉，叔和西晋时人，相去只百余岁，不遭秦火之劫，奚为断残乎。"（《侣山堂类辩·伤寒书论》）"若学者熟读全书，细心体会，其中义理，如神龙出没，首尾相顾，一字一句，条分缕析，鳞甲森然，得其蕴奥，自有精华滋味，非比尘垢糠秕。"（《侣山堂类辩·伤寒书论》）张遂辰认为，王叔和离张仲景之《伤寒论》成书年代不远，又无兵火之劫，不能臆断为断简残篇。从全书内容来看，前后连贯，不应妄加重订。

为了更好地说明《伤寒论》条理井然，首尾相顾，是一部有条理而完整的著作，张志聪在研究《伤寒论》时采用了"汇节分章"的方法，正如其所说："成氏之后，注释本论，皆散叙平铺，失其纲领旨趣，至今不得其门，视为断简残篇，辄取条裂节割，然就原本而汇节分章，理明义尽，至今不移，非神游仲景之堂不易得也。"（《伤寒论集注·凡例》）张志聪认为，这种"汇节分章"的方法，"或合数节为一章，或合十余节为一章，拈其总纲，明其大旨，所以分章也。章义既明，然后节解句释，阐幽发微，并无晦滞不明之弊。"（《伤寒论集注·凡例》）

张志聪的具体做法是：将"辨太阳病脉证篇第一"1～81条，分作 21 章；"辨太阳病脉证篇第二" 82～178 条，分作 10 章；"辨阳明少阳病脉证篇第三"中，阳明篇内容 179～262 条，分作 20 章；少阳篇内容 263～272 条，分作 10 章；"辨太阴病脉证篇"273～280 条，分作 8 章；"辨少阴病脉证篇"281～325 条，分作 11 章；"辨厥阴病脉证篇"326～381 条，分作 8 章；"辨霍乱病脉证篇" 382～391 条，分作 9 章；"辨阴阳易差后劳复病脉证" 392～398 条，分作 3 章。将《伤寒论》398 条共分为 100 章，以便纲举目张，看出《伤寒论》诸条内容之连贯，并非错简残篇。

例如，张志聪将"太阳之为病，脉浮，头项强痛而恶寒""太阳病，发热汗出，恶风脉缓者，名为中风""太阳病，或已发热，或未发热，必恶寒，体痛呕逆，脉阴阳俱紧者，名曰伤寒""伤寒一日，太阳受之，脉若静者为不传。颇欲吐，若躁烦，脉数急者，为传也""伤寒二三日，阳明少阳证不见者，为不传也"等五条归于一章，认为"此下五节言太阳受风寒之邪而传阴传阳之义"（《伤寒论集注·辨太阳病脉证篇第一》）。提示此五节首尾连贯以说明伤寒发病之不同。对于"太阳病发热而渴，不恶寒者为温病。若发汗已，身灼热者，名为风温……"一条，认为是"此言寒邪复匿而变为温病也"（《伤寒论集注·辨太阳病脉证篇第一》），另立一章，以说明其与前面条文之伤寒发病之不同。尔后，将"病有发热恶寒者发于阳也，无热恶寒者发于阴也，发于阳者七日愈，发于阴者六日愈。以阳数七，阴数六故也”“太阳病头痛至七日以上自愈者，以行其经尽故也。若欲作再经者，针足阳明使经不传则愈”“太阳病欲解时，从已至未上”“风家表解而不了了者，十二日愈”四条，归纳为“以下凡四节，皆论愈证”（《伤寒论集注·辨太阳病脉证篇第一》）。说明此四条亦是相互关联，以说明一个问题。如此等等，以证明《伤寒论》一书，虽经王叔和整理，但其内容相互关联，前后次序井然，仍不失仲景旧貌。

张志聪以此100章划分《伤寒论》条纹，每章注明中心要点，意在继承与发挥王叔和之《伤寒论》整理版本及成无己随文注释，进一步论证其严谨的科学性与合理性，为《伤寒论》的研究开辟了另一途径。

2. 详述六经，重视气化

《伤寒论》历代研究者，对于六经实质的解读，始终是研究焦点。如宋·朱肱于《南阳活人书》中以经络释六经方证，认为伤寒三阴三阳即是足之六经；宋·许叔微研究《伤寒论》三阴三阳，侧重于从阴阳、表里、寒热、虚实八纲来探讨，等等。张志聪在《伤寒论》注解中，主要依据运气气化原理，对太阳、阳明、少阳、太阴、少阴、厥阴病不同篇章条文和方剂进行研究，尤其是基于标本中气、开阖枢等理论模型，发挥《伤寒论》原理，开展了深入的理论探索。

（1）六经气化源于《素问》运气学说

张志聪研究六经之实质，首先从张仲景撰写《伤寒论》的理论渊源加以分析。他认为："注解本论，必明仲景撰论之原，方为有本。其序有'撰用《素问》《九卷》《八十一难》《阴阳大论》《胎胪》《药录》'之说……《素问》中大论七篇，皆论五运六气、司天在泉、阴阳上下、寒热胜复之理。"（《伤寒论集注·序》）又说："其序本论云：撰用《素问》《九卷》《阴阳大论》，宋林亿等校正云：《素问》第七卷亡已久矣。而晋人皇甫士安、隋《志》、梁《七录》、隋人全元起俱云：止存八卷。惟唐宝应中王冰自为得旧藏之本，补足《素问》九卷，今观《天元纪大论》《五运行大论》《六微旨大论》《气交变大论》《五常政大论》《六元正纪大论》《至真要大论》七篇，篇卷浩大，皆论五运六气司天在泉，而《阴阳应象》《六节藏象》二篇，乃五运六气之总纲，不与前后篇卷等，故皆为大论，其余七十余篇止云论，而不云大也。夫王氏取大论之文，以补所亡之卷，犹《周官》亡《冬官》，而以《考工记》补之之类也。仲景采方治病亦本神农经义，夫人与天地相参，与日月相应，故撰用《阴阳大论》，谓人之阳气应天气之在外，五脏五行应五运之在中，升降出入，环转无端，若为风寒所伤，始见外内浅深之病，故学者当于大论中之五运六气，求之伤寒，思过半矣。"（《伤寒论集注》附"伤寒论本义"）张志聪从张仲景《伤寒论·序》中提到的以《素问》《阴阳大论》为理论基础，从而得出《伤寒论》之六经与运气学说有关的认识。《素问》八十一篇，至王冰次注时，已有残缺，王冰将收藏旧本之文，补入《素问》，即七篇大论，共合而成八十一篇。对补入之文，宋·林亿在校正时曾说："窃疑此七篇，乃《阴阳大论》之文，王氏取以补所亡之卷，犹《周官》亡《冬官》，以《考工记》补之之类也。又按：汉张仲景《伤寒论·序》云：撰用《素问》《九卷》《八十一难》《阴阳大论》。是《素问》与《阴阳大论》两书甚明，乃王氏并《阴阳大论》于《素问》中也。"（《重广补注黄帝内经素问·序》新校正注）《周官》即《周礼》，也称《周官经》，该书分为天官、地官、春官、夏官、秋官、冬官六篇。西汉时，河间献王得周官，缺冬官，补以考工记。林亿以此比喻王冰补入之七篇大论非《素问》之原文，乃《阴阳大论》之内容。张志聪据此及张仲景《伤寒论》之序，以论证张仲景之六经，受运气学说的影响，故应以运气理论来阐发伤寒六经实质。

（2）天有六气，人有六经

运气七篇大论，主要阐发运气学说，提出太阳为寒水之气，阳明为燥金之气，少阳为相火之气，太阴为湿土之气，少阴为君火之气，厥阴为风木之气。运气学说以此六气的变化，来说明自然界气候的变化规律，及其对人与万物的影响，包括人体产生的各种病证。张志聪据此来说明《伤寒论》三阴三阳的基本概念，他说："本论太阳、阳明、少阳三阳也；太阴、少阴、厥阴，三阴也。三阴三阳谓之六气，天有此六气，人亦有此六气，无病则六气运行，上合于天，外感风寒，则以邪伤正，始则气与气相感，继则从气而入于经。"(《伤寒论集注·序》)张志聪认为，六气中之三阴三阳，与运气学说中三阴三阳、是相互一致的。三阴三阳的概念，在六气中代表风、寒、暑、湿、燥、火六气，在人体中也有三阴三阳六气。六气与脏腑不能直接对应，具有独特的运行规律。在疾病状态下，外邪先影响人体六气，进而由气入经。

（3）六经传变循三阴三阳顺序

对于三阴三阳的运行规律，一年之际，自春至冬，分属六气，则春为厥阴风木，夏为少阴君火与少阳相火，长夏为太阴湿土，秋为阳明燥金，冬为太阳寒水。即先厥阴、少阴、太阴、少阳、阳明、太阳。张志聪认为，在人体之中三阴三阳六气之运行亦顺应自然之规律。所以他说："无病之人，六气循行，皆从阴而少阴，少阴而太阴，太阴而少阳，少阳而阳明、阳明而太阳。""太阳阳明少阳，三阳也；太阴少阴厥阴，三阴也。三阳三阴谓之六气。天有此六气、人亦有此六气，无病则六气运行，上合于天。"(《伤寒论集注·序》)张志聪总结三阴三阳运行规律为"夫阴阳之理，从阴而阳，由一而三，厥阴为阴，少阴为二阴，太阴为三阴；少阳为一阳，阳明为二阳，太阳为三阳。《素问·至真要大论》六气司天、六气在泉，皆始于厥阴，终于太阳"。对于患病之人，张志聪认为阴阳运行之理与无病之人则不同。"若伤寒一日太阳受病，则从阳而阴，从三而一。即疾病的传变，先太阳，再阳明，再少阳，再太阴，再少阴，再厥阴，由阳而阴，由三而一。"(《伤寒论集注·序》) 六气之正常运行，每日循运行规律而无休止，而疾病之传变则一传变止，二者亦不相同。这样，张志聪运用六气传变的理论来说明《伤寒论》中疾病的传变，以解释《伤寒论》中有关传变、预后的条文；提出按时而传变者是病传，而疾病不按时而传者为气传。正如张志聪所说："本论（即《伤寒论》）中纪日者言正气也，传经者言病气也。正气之行每日相移，邪气之传一传变止。《素问》云传乘之名也，乃从此乘彼之意也。本论有脉静为不传者，有不见阳明少阳证为不传者，有作再经者，有过经十余日不解者。夫病解则其行复旧，仍从一而三，不解则从三而一，此纪日传经之大概也。"(《伤寒论集注·序》)

（4）人体六气的产生与分布

对于人身六气的产生与分布，张志聪认为，人身六气内生于脏腑，外布于体表，如"君相二火，发原在肾；太阳之气生于膀胱；风气本于肝木；湿气本于脾土；燥气本于肺金"(《侣山堂类辩·伤寒传经辩》)，而后各循其经，分主有关皮部。六气在皮部的分布太阳在背、阳明在胸、少阳在胁太阴在腹、少阴在脐下，厥阴在季胁少腹之际。三阴三阳之气运行于各分部皮肤、肌腠之间。

然六气之中，唯独太阳之气不仅分部于背，且还主乎通体。张志聪曾把通体太阳和分部太阳喻为天与日，谓"通体之太阳犹天，分部之太阳犹日，所谓阳气者若天与日之义"(《伤寒论集注·凡例》)。这样，通体太阳之气，运于三阴三阳六气之外，而六气则运于通体太阳之气之中，故通体太阳之气既外充一身皮毛，又内统脏腑之俞，为肤表之第一层，具有卫外的作用。至于分部六气，则运行于皮肤肌腠之间而为第二层，但因部位近于皮毛，故其气也总归于太阳。由此，张志聪对伤寒太阳病的认识，也有通体太阳病和分部太阳病的区别，如恶寒发热、身疼脉浮等全身症状是通体太阳为病；头项强痛、项背强几几等局部症状，是分部太阳为病。

分部六气与通体太阳之气、三阳之气与三阴之气，其分布虽有内外之异，但彼此又有上下相贯、表里相通、相互转化的关系。张志聪指出："三阴三阳有出有入，有离有合，不知阴阳之经常变易，不可与论伤寒矣。"（《伤寒论集注·凡例》）说明了三阳在外，三阴在内，但由于阴阳之气的离合出入，使三阳之气由外入内而内有阴阳，并使三阴之气由内出外而外有阴阳，其具体情况是"三阳在外，太阳主天气而常行于地中；阳明主而居中土；少阳主枢而内行于三焦，此三阳在内而内有阴阳也。三阴在内，太阴为开而主皮肤之肉理；少阴为枢而外浮于肤表；厥阴为阴中之少阳而通会于肌腠，此三阴在外而外有阴阳也"（《伤寒论集注·凡例》）。其所谓"太阳主天气而常行于地中"，实质上是说太阳之气既行于三阳之表，亦入于五脏之里。基于上述认识，张志聪遂从三阴三阳六经气化认识伤寒，曾指出如不明经气，言太阳便曰膀胱，言阳明便曰胃，言少阳便曰胆，这是"迹其有形，亡乎无形；从其小者，失其大者"（《伤寒论集注·序》）。他强调三阴三阳病，多为六经气化为病，而并非经络本身之病变。又以为人身六气与天地之气相应，无病则运行如常，如"外感风寒则以邪伤正，始则气与气相感，继则从气而入于经"（《伤寒论集注·序》），其所谓"始则气与气相感，继则从气而入于经"，即是说明天之六气感伤人身六气，始因气病，终传经病。可见，张志聪强调六经气化为病，并没有排除经络病存在，其《伤寒论集注·凡例》说"六经伤寒者，病在六气而见于脉，不入于经俞。有从气分而入于经者，十止二三"，也说明了此意。

（5）六经气化为病及其原理

伤寒六经气化为病，其大体如：太阳病脉浮、头项强痛，谓太阳乃寒水之气；阳明病胃家实，谓阳明主燥热之气；少阳病口苦、咽干、目眩，谓少阳主相火之气；太阴病腹满吐，谓太阴主湿土之气；少阴病脉极细但欲寐，谓少阴有标本寒热之气化；厥阴病消渴、气上撞心心中疼热，谓厥阴从中见少阳之火化。这些，都是属于六经气化之病变。

张志聪论六气的分布，有局部太阳与通体太阳的区别，故对伤寒太阳病的认识，也有通体太阳病和分部太阳病的差异。张志聪认为，通体太阳之气居于体表，而分部六气运于皮腠之间，故外邪伤人，病多先发于太阳。如邪气不伤太阳之气而径入于里，则为六经直中风寒之证。张志聪对三阴三阳之气表里相通、离合转化的认识，说明六气阴中有阳、阳中有阴，这在伤寒六经中，所出现的多种阴阳表里虚实寒热之变是密切相关。如太阳病的附子汤证、少阴病的三急下证，这些复杂病变化，正是由此造成的。

六经中的每一经包括不同病证，张志聪主张运用《内经》标本中气原理，对其原因加以解释说明。如《素问·至真要大论》曰："气有从本者，有从标本者，有不从标本者也。""少阳太阴从本，少阴太阳从本从标，阳明厥阴不从标本从其中也。故从本者化生于本，从标本者有标本之化，从中者以中气为化也。"张志聪指出，由于三阴三阳有从标、从本、从其中之不同，因此伤寒六经病证有其不同的特征性表现。《素问·六微旨大论》有云："少阳之上，火气治之，中见厥阴；阳明之上，燥气治之，中见太阴；太阳之上，寒气治之，中见少阴；厥阴之上，风气治之，中见少阳；少阴之上，热气治之，中见太阳；太阴之上，湿气治之，中见阳明。所谓本也，本之下，中之见也。见之下，气之标也。本标不同，气应异象。"张志聪用以解释伤寒六经病证，云："少阴太阳标本相火，故太阳经中有少阴，少阴经中有太阳，从本从标，故太阳有附子证，少阴有急下证。是以太阳少阴有标本水火之分。阳明太阴有天地土金之分，少阳厥阴有风火寒热之分。"（《伤寒论集注》附"伤寒论本义"）太阳主寒水之气，少阴主君火之气，从本从标，故太阳病有寒热两方面的表现，既有太阳之伤寒，又有温病；既有太阳之病，又见少阴之证阳明为燥金之气，太明为湿土之气，中见太阴。阳明之病从乎中，故除见有燥病之外，又见太阴之湿病。少阳为火气，中见厥阴，少阳从乎标，其本主火，标为少阳，故以见热证为主。太阴湿土之气，中见阴明，从其本湿，故太阴以寒湿之证为主。少阴为热气，中见太阳，从标从本，其本为热，其标为少阴，故可见寒热两类病证，既有附子证，又有承气急下证。厥阴风木之气，中见少阳，厥阴之气从乎中，故既有风证表现，又有风火相击，或阴寒内见。

总之，张志聪认为，六经所以各有临床表现，并非邪气性质所决定，亦非邪气侵犯不同经络脏腑之表现，而是由于人身之经络脏腑，根据其三阴三阳的属性特征所决定的。邪气侵犯不同的经络脏腑，根据脏腑的属性，表现出自身因疾病的影响而特有的特征。张志聪的这一认识，既不同于朱肱的经络释六经的认识，也不同于许叔微以八纲阐发六经的观点，还不同于以脏腑病机理论解释六经病证的说法，而是独树一帜，另辟新径，对六经实质的探讨做出了应有的贡献。张志聪的这一观点，受到后世一些医家的好评。清·陈修园曾云："惟张隐庵、张令韶二家，俱从原文注释，虽有矫枉过正之处。而阐发五运六气、阴阳交会之理，恰与仲景自序撰用《素问》《九卷》《阴阳大论》之旨吻合，余最佩服。"(《伤寒论浅注·凡例》)

此外，张志聪还运用开、阖、枢学说，解释伤寒病的病机。如《伤寒论集注·伤寒六气会通论略》曰："《经》云：阴阳者，有名而无形。是以三阴三阳有出、有入、有合、有离，不知阴阳之经常变易，不可与论伤寒矣。"关于开阖枢的解释，张志聪说："夫三阳在外，太阳主天气而常行于地中，阳明主阖而居中土，少阳主枢而内行于三焦，此三阳在内而内有阴阳也。三阴在内，太阴为开而主皮肤之肉理，少阴主枢而外浮于肤表，厥阴为阴中之少阳而通会于肌腠，此三阴在外而外有阴阳也。"意即，内外阴阳之气相互关联，三阳之气分布于表，但也可运行在体内，三阴之气分布于里，但与体表也密切相关。

开阖枢的特性，反映了三阴三阳气化的基本规律。张志聪对"太阳与阳明合病，必自下利，葛根汤主之"注解说："此言太阳合阳明之气于皮部，从阳明之阖而下利，以见循经下入之义。合病者，合病二阳之气也。太阳主开于上，阳明主阖于下，此太阳从阳明之阖，故必自下利。病背俞之分而循经下入，故亦主葛根汤。愚按：合病下利，乃天气下降，气流于地；葛根汤主之，乃地气上升，气腾于天之义也。"（《伤寒论集注·卷第一·辨太阳病脉证篇第一》）太阳之气为开，具有向外、向上的趋势，阳明之气为阖，具有向内、向下的趋势。外邪影响人体太阳之气，从皮部入经，合于阳明，便会出现自下利的症状。

又如对"伤寒脉浮缓，身不疼，但重，乍有轻时，无少阴证者，大青龙汤发之"，张志聪注曰："此言伤寒伤太阳而内干太阴之气化也。伤寒脉浮缓者，邪在太阳则浮，入于太阴则缓。《太阴篇》云：伤寒脉浮而缓，手足自温者，系在太阴。身不疼者，邪正之气并陷于内而不在于肌表也。身重者，一身乃太阴坤土之所主，邪薄之而气机不利也。乍有轻时者，太阴主开有时，合太阳之开而外出也。上节不汗出而烦躁，乃少阴之证；此身不疼而但重，乃太阴之证，故曰：无少阴证者，大青龙汤发之。入于坤土之内，故曰发，犹用越婢之发越其病气也。凌氏曰：此汤与越婢汤大略相同，盖脾主地而主太阴也。"从脉象来看，浮为太阳，缓为太阴。太阳与太阴之气均具有开之特性，身不疼但重，且乍有轻时，说明邪在太阳渐向太阴传入，治疗应顺应向外透发的趋势，采用大青龙汤加以治疗。

再如，张志聪讨论小柴胡汤证时，阐释了少阳为枢的特性。注文说："愚按：自此以下凡十五节，皆论柴胡汤之证治。言太阳之气运行于皮表，从胸膈而出入，若逆于三阴三阳之内，不能从胸膈以出入，须藉少阳之枢转而外出。盖胸乃太阳出入之部，胁为少阳所主之枢，小柴胡汤从枢转而达太阳之气于外者也。"

张志聪也经常运用开阖枢学说，注解经方的组方原理。如"伤寒八九日，下之，胸满烦惊，小便不利，谵语，身尽重，不可转侧者，柴胡加龙骨牡蛎汤主之。柴胡加龙骨牡蛎汤方：柴胡四两，龙骨、黄芩、生姜、人参、茯苓、铅丹、牡蛎、桂枝各两半，半夏二合，大枣六枚，大黄二两。上十二味，以水八升，煮取四升，内大黄，更煮一二沸，去滓，温服一升"。张志聪首先分析了此证病机为少阳枢机不利，指出"此言少阳枢折于内不能出入者，须启生阳之气以达之。伤寒八九日，当阳明、少阳主气之期，只借少阳之枢转以外出。若下之则枢转有乖，开阖不得，开则胸满，阖则烦惊；决渎有愆，则小便不利；阳明内热，则发谵语。一身尽重，不可转侧者，少阳主枢，枢折而不能转侧也。"进而，对方义进行解释："柴胡龙骨牡蛎汤主之，用小柴胡汤达伤寒之邪，仍从胸胁以外出；加龙骨、牡蛎启水中之生阳，以助少阳之气。《经》云：少阳属肾。少阳之气生于水中，上合三焦，与心主包络相合而主血。铅得火而成丹，用铅丹、桂枝、茯苓以助心主之神，而达少阳之气；大黄清阳明之热。盖邪热清而少阳之气转，生气升而少阳之枢续矣。"（《伤寒论集注·卷第一·辨太阳病脉证篇第一》）一方面清理邪热，另一方面生发阳气助少阳枢转，此论将柴胡龙骨牡蛎汤的方义点出，可谓精当。

3. 注释伤寒，提倡新解

张志聪虽然维护伤寒旧论，赞同成无己依王叔和整理之《伤寒论》随文注释的观点，但对成无己和其他医家注释中的一些认识，根据个人体会，提出异议。

（1）对成无己注的商榷

张志聪曾说："成无己注解本论，谓风则伤卫，寒则伤荣。凡遇风寒俱执是解，不知此二语乃《辨脉篇》中论神机出入二节寸口，二节跌阳，另有旨义，非别风与寒也。如谓风必伤卫，寒必伤荣，何以《素问·玉机真脏》云：风寒客于人，使人毫毛毕直，皮肤闭而为热。《灵枢·五变》篇云：百病之始期也，必生于风雨寒暑，循毫毛而入腠理。《素问·皮部》篇云：百部之始生也，必先于皮毛。《灵枢·刺节》篇云：虚邪之中人也，洒淅动形起毫毛而发腠理。须知风寒皆为外邪，先客皮毛，后入腠理，留而不去则入于经，留而不去则入于腑，非必风伤卫而寒伤荣也。成氏倡之，诸家合之，固执不解，是举一而废百也，不亦诬乎。"（《伤寒论集注·凡例》）成无己认为"风则伤卫，寒则伤荣"。张志聪从《内经》理论入手，提出风寒入邪皆首先侵犯人之皮毛腠理，先在表而后入里，并非风邪伤人皮毛卫气，寒邪伤人脉中营气，故成无己之说不可取。

又如，成无己认为"脉缓为中风，脉紧为伤寒"，张志聪亦不同意这一观点。其言"成氏谓脉缓为中风，脉紧为伤寒。夫脉缓为风，何以太阳篇云伤寒脉浮缓，阳明太阴篇云伤寒脉浮而缓。脉紧为寒，何以太阳篇云脉紧者必咽痛，阳明篇云脉浮而紧者，必潮热。须知阳邪伤阳，阴邪伤阴，正邪同类，两不相持，其脉则缓。寒邪伤阳，热邪伤阴，邪正阴阳两相搏击，其脉则紧。不当拘执中风脉缓伤寒脉紧"（《伤寒论集注·凡例》）。在《伤寒论》条文中，确如张志聪所言，并非中风脉均缓，伤寒脉均紧。如"太阳中风脉浮紧，发热恶寒，身疼痛，不汗出而烦躁者，大青龙汤主之""伤寒脉浮缓，身不疼但重，乍有轻时，无少阴证者，大青龙汤发之""伤寒脉浮而缓，手足自温者，是谓系在太阴，太阴者身当发黄，若小便自利者不能发黄；七八日大便硬者，为阳明病也"。故张志聪认为不应拘泥伤寒脉紧、中风脉缓之说，确有道理。

对于成无己提出的"伤寒恶寒，中风恶风"的说法，张志聪也提出异议。成无己注《伤寒论》"太阳病或已发热，或未发热，必恶寒，体痛呕逆，脉阴阳俱紧者，名曰伤寒"，言"风则伤卫，寒则伤荣，卫虚者恶风，荣虚者恶寒"。张志聪则谓："成氏谓伤寒恶寒，中风恶风。诚如斯言，何以本论云：伤寒四五日身热恶风；何以太阳中风，啬啬恶寒。须知寒为太阳之本气，风乃寒中之动气，病太阳而皮毛凝敛则恶寒，病太阳而皮毛开发则恶风，恶寒恶风随皮毛之凝敛开发而言，如风邪始入，毛窍未开，虽中风而亦恶寒，寒入于肌，邪伤腠理，虽伤寒而亦恶风，并非伤寒恶寒，中风恶风也。"（《伤寒论集注·凡例》）观《伤寒论》条文，张志聪之说颇有道理。若条文云："太阳中风，阳浮而阴弱阳浮者热自发，阴弱者汗自出，啬啬恶寒，淅淅恶风，翕翕发热，鼻鸣干呕者，桂枝汤主之。""伤寒四五日，鼻热恶风，颈项强，胁下痛，手足温而渴者，小柴胡汤主之。"既有伤寒见恶风者，又有中风见恶寒者，足以说明成无己以恶风、恶寒为中风与伤寒截然不同之处，是值得商榷的。

对于成无己提出"伤寒无汗，中风有汗"的看法，张志聪也持不同见解。张志聪云："成氏谓伤寒无汗，中风有汗。夫伤寒既无汗，何以本论云伤寒脉浮自汗出；中风既有汗，何以太阳中风不汗出而烦躁。须知风在皮毛，亦必无汗；寒入肌腠，亦当有汗。并非伤寒无汗，中风有汗也。"（《伤寒论集注·凡例》）在《伤寒论》条文中，"伤寒脉浮，自汗出，小便数，心烦微恶寒，脚挛急。反与桂枝汤，欲攻其表，此误也"一条，即是伤寒而有自汗；而"太阳中风，脉浮紧，发热恶寒，身疼痛，不汗出而烦躁者，大青龙汤主之"一条即是中风无汗之证。故张志聪认为，不能绝对以有汗、无汗区分中风伤寒。

成无己还提出"伤寒恶寒无汗，宜麻黄汤；中风有汗恶风，宜桂枝汤"，"风寒两感，荣卫俱伤，宜大青龙汤"。张志聪认为："成氏谓：伤寒恶寒无汗，宜麻黄汤；中风有汗恶风，宜桂枝汤。诚如是也，何以恶风无汗而喘，宜麻黄汤；喘而汗出，麻黄杏仁甘草石膏汤。何以外证未解，当以汗解，宜桂枝汤；微恶寒者，表未解也，可发汗，宜桂枝汤。须知麻黄空细如毛，《本经》主治中风伤寒头痛，凡病在皮毛，麻黄可用。桂枝气味辛甘，本论用以解肌，凡病在肌腠，桂枝可用。非必麻黄治寒而桂枝治风也。

夫风寒果当异治，其始固可分别，病传于里，用柴胡、陷胸诸方，何以别其为风为寒而异治耶。"（《伤寒论集注·凡例》）又，"成氏谓风寒两感，荣卫俱伤，宜大青龙汤，则背谬殊甚。若以太阳中风脉紧无汗恶寒，太阳伤寒脉缓有汗恶风，便为风寒两感，则本论之风寒两感多矣。如太阳病项背强几几，无汗恶风；伤寒汗出而渴；伤寒五六日，中风得病六七日，脉迟浮弱，恶风寒；伤寒发热，其腹必满，自汗出；妇人中风，发热恶寒；阳明中风，口苦咽干，发热恶寒，脉浮而紧；阳明病脉浮而紧，汗出不恶寒；阳明病汗出多微恶寒等证，例而推之，皆为风寒两感，何以不用大青龙汤。所以致背谬者，只因原本未清，其始有风伤卫、寒伤荣，伤寒脉紧无汗宜麻黄汤，中风脉缓有汗宜桂枝汤之说，因遂有风寒两感荣卫俱伤宜大青龙之说矣。"（《伤寒论集注·凡例》）

张志聪认为，麻黄不仅用于恶寒无汗，恶风有汗者亦可宜之。《伤寒论》云："太阳病，头痛发热，身疼腰痛，骨节疼痛，恶风、无汗而喘者，麻黄汤主之。""汗出而喘，无大热者，可与麻黄杏仁甘草石膏汤主之。"可见，麻黄有汗者可用，恶风者亦可用。桂枝汤不仅用于恶风有汗，其本身也有发汗以治恶寒症的功效，如"太阳病，外证未解，脉浮弱者，当以汗解，宜桂枝汤"，强调桂枝汤发汗作用。"伤寒大下后，复发汗，心下痞，恶寒者，表未解也……解表宜桂枝汤"，强调桂枝汤又可治疗恶寒表未解者。至于大青龙汤治疗风寒两感，张志聪认为，风寒两感之证很多，但用大青龙汤者只适应于太阳无汗而烦躁者，说明此说法亦非所宜。

总之，张志聪虽维护《伤寒论》之"旧论"，赞同成无己随文注释之方法，但其又能结合条文与临床实际，对成无己论其病机在理论上阐发不当之处，提出个人见解。从中可以看出，张志聪对于《伤寒论》之研究是很有造诣的。

（2）对其他医家的商榷

张志聪对《伤寒论》中某些在临证时容易混淆的病证，做了详细的鉴别分析。其在《伤寒论集注·凡例》中专门进行了叙述。

如胃部按之痛。一般医家都认为是胃中有食积。张志聪认为，"胃为水谷之海，又为仓廪之官。胃果有食，按必不痛，试将饱食之人，按之痛否？惟邪气内结，正气不能从膈出入，按之则痛；又胃无谷神，脏气虚而外浮，按之亦痛。若不审邪正虚实，概谓有食，伤人必多。又按者轻虚平按，若按不得法，加以手力，未有不痛者"（《伤寒论集注·凡例》）。确有道理，此从临床实践中体会获得。

如小便不利。诸家都依据《内经》"膀胱者，州都之官，津液藏焉，气化则能出焉"加以解释。张志聪认为，"夫气化则出者，言膀胱津液得太阳阳热之气，化膀胱之寒水，而后能出于皮毛，非津液下出之谓也。盖外出者，津液也；下出者，水道也。《经》云：三焦者，决渎之官，水道出焉。是小便注于膀胱，而主于三焦。本论热结膀胱，则以小便通闭而验血证，其余小便通闭俱属三焦"。张志聪之论切合实际。

如身重。张志聪认为，太阴脾主肌肉，土气不和，不能外通肌肉，故身重都属太阴脾土为病；但如身重不能转侧，又属少阳为病。

如潮热。张志聪依据无病之人日有潮而不觉，有病之人则随潮而发热，认为这是"太阴受邪，湿热外注"的表现，故皆为太阴湿土为病。但若日晡所发潮热，则又属阳明病。

如谵语。一般认为属于阳明，谓当用下法。张志聪认为这是错误的，其谓："凡谵语乃心主神气内虚，言主于心，非关于胃。胃燥谵语而用承气汤者，乃胃络不能上通于心，胃气清而脉络通之义。今人不明少阴谵语，凡解谵语，定属阳明，谓法当下，岂理也哉"。

如烦躁。张志聪认为俱属少阴，但仍需分别，因为"病少阴君火之气则烦，病少阴阴寒之气则躁，所谓阳烦出于心，阴躁出于肾"。

如热结旁流。一般注家都把热结旁流当作是肠胃燥实的表现，而用大小承气汤。张志聪认为并无旁流之说，"若大便旁流，便为肠胃空虚，急宜温补。倘病人初硬后溏，旁流粪水，犹谓内有燥屎而攻下之，必致殒躯"，亦可存一说。

如下利脓血。世医所谓"伤寒转痢疾"。张志聪却认为应属厥阴心包之证。其云："包络内虚，不能循经脉外行，则气机下陷而便脓血。世医谓伤寒转痢疾者，非也。若下瘀血，又属太阳循经下入之证"。

（3）条文方证注解举隅

① 太阳病，项背强几几，反汗出恶风者，桂枝加葛根汤主之。

成无己注："几几者，伸颈之貌也。动则伸颈，摇身而行。项背强者，动则如之。"张志聪通过对字义、医理的解释，较之成注，更加详细。注曰："此承上文头痛而及于项背，以见太阳循经自上下之义也。几几，乃短羽鸟之伸颈、鼓翼、飞翔不能之状。太阳经脉循于脊背之间，今风邪涉于分部，而经气不舒，故项背强而几几然也。循经下入，是当无汗，反汗出者，分部受邪而肌腠不密也，肌腠虚故恶风。用桂枝汤以解太阳肌中之邪，加葛根宣通经脉之气而治太阳经脉之邪。"

② 太阳病三日，已发汗，若吐，若下，若温针，仍不解者，此为坏病，桂枝不中与也。观其脉证，知犯何逆，随证治之。

方有执注："坏，言历遍诸治而犹不愈，则反复杂误之余，血气已惫坏，难以正名名也。不中，犹言不当也。末三句，言所以治之之法也。盖既不可名以正名，则亦难以出其正治，故但示人以随机应变之微旨，斯道之一贯，斯言尽之矣。"

张志聪对于医理的解读更加具体，阐明了吐、下、温针之后的病机。注曰："太阳病，三日中，曾经发汗、吐下、温针，虚其正气，病仍不解者，谓之坏病，言为医所坏病也。不可复与桂枝汤。审观脉证，知犯何逆，而治之逆者，随所逆而救之。"

③若酒客病，不可与桂枝汤，得之则呕，以酒客不喜甘故也。

成无己注："酒客内热，喜辛而恶甘，桂枝汤甘，酒客得之，则中满而呕。"

张志聪依据《内经》相关经文，更为详细地对酒客不与桂枝汤的原理进行了注解。注曰："经云：饮酒者，随卫气先行皮毛，先充络脉。若酒客病者，盖假酒客以喻病在皮毛络脉也。在皮毛则涉肌腠之外，在络脉则涉肌腠之内，故不可与桂枝汤。盖桂枝本为解肌，又主辛甘发散之剂，得之则皮毛之邪从肌腠而入于中胃，故呕。夫辛走气而甘缓中，高得之则呕者，以酒客不喜甘味，以缓中故也。"

④喘家作，桂枝汤加厚朴、杏子佳。

成无己注："太阳病，为诸阳主气，风甚气拥，则生喘也。与桂枝汤以散风，加厚朴、杏仁以降气。"

张志聪对病机的解释更加深入，并说明了桂枝汤补充杏子与厚朴的原因。注曰："此承上文言皮毛之邪，不从肌腠而入于中胃，则闭拒皮毛而为喘。夫喘家肺气之不利，由于脾气之不输，故作桂枝汤，必加厚朴以舒脾气，杏子以利肺气乃佳，不宜但用桂枝以解肌也。"

⑤少阴之为病，脉微细，但欲寐也。

成无己注："少阴为病，脉微细，为邪气传里深也。卫气行于阳则寤，行于阴则寐。邪传少阴，则气行于阴而不行于阳，故但欲寐。"

张志聪则从少阴君火的标本属性，少阴枢的特点，从气化角度进行阐释。注曰："合下三节皆论少阴标本、水火、阴阳之气，少阴之上，君火主之，本热而标阴，火上而水下，火之精为神，水之精为脉。微者，神气微也，细者，精气虚也，此少阴水火为病而见于脉也。少阴主枢，外内出入，但欲寐，则神气不能外浮而阴阳枢转不利，此少阴阴阳为病而见于证也。少阴标本，不外水火阴阳，故此节首论水火阴阳而为少阴病之总纲也。太阳、少阴本于先天一气，并主寒水之精，君火之神，夫精取汁于中焦，神内藏于血脉，是以太阳少阴为病而言脉也。"

⑥ 麻黄汤方解

成无己注："《内经》曰：寒淫于内，治以甘热，佐以苦辛。麻黄、甘草，开肌发汗，桂枝、杏仁散寒下气。"

张志聪根据麻黄汤证的病机与表现，更为细致地说明了其组方原理。注曰："此论寒伤太阳通体之表气，而为麻黄汤证。太阳病头痛者，病太阳之气在上也；发热者，感太阳之标阳而为热也；太阳之气为寒邪所伤，故身疼腰痛。《经》云：节之交，三百六十五会，神气之所游行出入。寒伤神气，故骨节疼痛；肌表不和，故恶风；寒邪凝敛于皮毛，故无汗；表气不通，故喘。宜麻黄汤，通达阳气以散表邪。麻黄空细如毛，气味苦温，主通阳气达于肤表；又肺主皮毛，配杏仁以利肺气而通毛窍；甘草和中而发散，桂枝解肌以达表。覆取微似汗者，膀胱之津液随太阳之气运行肤表，由阳气之宣发而后熏肤、充身、泽毛，若雾露之溉，如大汗出，则津液漏泄矣。不须啜粥者，此在表之津液化而为汗，非中焦水谷之精也。"

⑦ 大青龙汤方解

成无己注："辛甘均为发散。然风宜辛散，寒宜甘发，辛甘相合，乃能发散荣卫之风寒。麻黄、甘草、石膏、杏仁，以发散荣中之寒，桂枝、姜、枣，以解除卫中之风。"

不同于成无己注重气味组方配伍方法，张志聪更为侧重阐释药物与病机相合的原理。注曰："此言风伤太阳而内干少阴之气化也。太阳中风，脉浮紧者，浮则为风，风乃阳邪，入于里阴，阴阳邪正相持则脉紧也；发热、恶寒、身疼痛者，太阳受病也；不汗出者，表邪内入也；烦躁者，太阳而得少阴之气化也。此风邪随太阳之气内入，与少阴之热气相接，故宜大青龙汤主之。用麻黄配石膏通泄阳气，直从里阴出表，甘草、姜、枣助中焦水谷之津而为汗，配桂枝以解肌，杏子以疏表。此病气随太阳内入，宜从里阴而宣发于外。若脉微弱，里气虚也；汗出恶风，表气虚也。表里皆虚，青龙汤不可服；服之，则阴阳表里不相顺接而为厥逆矣。太阳主筋，阳气虚而筋惕；少阴心主之神合三焦出气以温肌肉，心液虚而肉瞤。筋惕、肉瞤，此为治之逆也。"

⑧ 猪肤汤方解

成无己注："少阴之脉，从肾上贯肝膈，入肺中，则循喉咙；其支别者，从肺出，络心注胸中。邪自阳经传于少阴，阴虚客热，下利，咽痛，胸满，心烦也，与猪肤汤，调阴散热……猪，水畜也，其气先入肾。少阴客热，是以猪肤解之。加白蜜以润燥除烦，白粉以益气断利。"

与成无己重点从经络循行部位来分析不同，张志聪还是比较强调少阴气化，用之解释临床所见的诸种表现。注曰："夫少阴神机内合三焦，少阴病下利，则下焦生气不升；咽痛，则上焦火气不降；胸满，则中焦枢转不利；心烦者，神机内逆于经脉也；神机内逆，不能合三焦而游行旋转，故以猪肤汤主之。猪乃水畜，能助水精而上滋其火热；肤遍周身，能从皮肤而通于腠理；蜂采四时之花，以酿蜜；粉为中土之谷而四散；熬香者，稼穑作甘，其臭香，温分六服者，温暖经脉而分布上下四旁。土气充盛则三焦之气外行肌腠，而内通经脉矣。"

（三）解析《金匮》，明理致用

1. 提出经气学说，辨治杂病

张志聪在注释《金匮要略》时，常常运用"经气"之说。其在《金匮要略注·凡例》中说："千般疢难，不外气血阴阳，而本经之序编汇纂，悉归本于此理，是以注中多有经气之论，皆条晰先圣微言，非敢蛇足遗诮。"

张志聪提出经气学说的依据，是《金匮要略》首篇中所谓的"千般疢难，不越三条：一者经络受邪入脏腑，为内所因；二者四肢九窍，血脉相传，壅塞不通，为外皮肤所中也；三者房室金刃、虫兽所伤，以此详之，病由都尽"。此条经文，张志聪注释说"经脉内络脏腑，邪入于经则沉以内薄，入脏腑为内所因也。皮肤者，阳气之外舍，而为卫者也。《经》言：苍天之气清净，则志意顺，顺之则阳气固，失之则内闭九窍，外壅肌肉，卫气散解。又四肢为诸阳之本，二者邪中于皮肤肌腠气分之阳，而壅塞于血脉，为外所因。盖不因邪中于阳而中于阴也。以此详而论之，病之因由，不越此三条矣"（《黄帝内经素问集注·生气通天论》），从中领悟到发病的原因虽多，但其病机都可归于"经气"不畅。

张志聪认为，"盖气者，人之本也"，指明了气的重要作用；"四肢百骸，冲溪穴窍，气之游行，无处不到"，是指气运行的部位。气在人体内的活动，概括而言为上下、阴阳交会，并集中体现在肺、脾胃、肾的脏腑功能实现上，即其所谓"心肺居上，肝肾居下，脾为孤脏而居中"。如上述某一脏出现病变，就必然影响气的运动而致他脏病证。如《金匮要略》"肺痿肺痈咳嗽上气篇"中说："上气喘而躁者，属肺胀，欲作风水，发汗则愈。"张志聪注："此论肺病于上而根气不能上通也。上气而喘，无息肩之证者，是肺病而不能外泄也。躁者，肾病也。上不疏则下气遏密，气不通达，躁而不安也，此属肺胀而不能调其气，欲作风水矣。"张志聪在此论述了肺肾气机的密切联系。又如《金匮要略》"妇人妊娠病篇"中说："妇人有漏下者；有半产后，因续下血，都不绝者；有妊娠下血者，假令妊娠腹中痛，为胞阻，胶艾汤主之。"张志聪指出："此论漏下半产下血诸者，皆缘心肾之气不交也。夫血生于肾而主于心，阴阳水火，上下循环，则血随气转，而无下漏之患。"论述了心肾气机的密切联系。

经络是沟通上下表里、联系脏腑、运行气血的通道，同时也是疾病发生和传变的途径。张志聪将气与经络结合起来作为一种辨证方法，以表达疾病部位的深浅。一般来说，气病在表在外，病位较浅，病情也较轻；经病在里，病位较深，病情较重。这种辨证方法所表达的涵义并非只是辨病位而已，而是与寒热虚实"八纲"以及脏腑等有机地联系起来。

比如柔痓、刚痓，一般注家都从太阳病有汗、无汗来辨。如清·徐彬《金匮要略论注》云："刚柔之辨最为吃紧，故特首拈无汗反恶寒为刚，有汗而不恶寒者为柔。"张志聪认为，除有汗无汗外，刚痓病在经，故项强而反张；而柔痓病在气，而不涉经，故止项强而无反张。即"柔痓为病在气，刚痓为病在经"。病为经气皆伤，则刚柔并见。其他如痰饮，张志聪也认为"饮在经而病于气也，痰在气而病于经也"，故痰饮为经气交互之病。

2. 注文提纲挈领，明白详尽

张志聪在注解《金匮要略》经文时，注文的第一句常常是对经文或方义的概括。一方面使得读者对此条经文有一个整体性认识，另一方面把不同经文注释的第一句综合起来，就是该篇的大意。如"消渴小便利淋病篇"注文的首句分别是："此论外因之消渴也"；"此论内伤之消渴也"；"此复申上章之义，而为救治之法也"；"此论气虚而不能输布水液，因成消渴也"；"此论水逆于中而为渴也"；"此论水逆于皮肤之间而为渴也"（编者按：以上论消渴病机）；"此论淋之为病，与溲数小便不利，各有别也"；"此论胃中热而小便数也"；"此论淋病之在经络也"（编者按：以上论小便利与淋证之病机）；"此论有水气而小便不利也"；"此复申明上章之义而言施治之各有法也"；"以下二章，复论外因之小便不利也"；"脉浮发热者，热邪在表也"（编者按：以上论小便不利之病机）。

在论述某一病证的具体病机时，张志聪往往用大量的文字，引经据典，详加解释。如"水气病篇"有"师曰：病有风水，有皮水，有正水，有石水，有黄汗，风水其脉自浮，外证骨节疼痛，恶风，皮水其脉亦浮，外证胕肿，按之没指，不恶风，其腹如鼓，不渴，当发其汗。正水其脉沉迟，外证自喘。石水其脉自沉，外证腹满不喘。黄汗其脉沉迟，身发热，胸满，四肢头面肿；久不愈，必致痈脓。"张志聪首先引用了《灵枢·五癃津液别》全文，认为此为水胀之原因；继而对风水、皮水、正水、石水、黄汗等病机及表现进行鉴别。

如风水，注曰："风水者，外感于风，风淫则水动。感于风，故其脉自浮；动本体之水，故外证骨节疼痛；风水伤气与经，故恶风也。"

如皮水，注曰："皮水者，亦感于风，故其脉亦浮；此风水行于皮里，因络脉空虚传为胕肿。"

如正水，注曰："正水者，阳明本府之水也。脉生于阳明，水伤阳明之气，故其脉沉迟，阳明气厥，故外证自喘也。"

如石水，注曰："石水者，肾脏之水也，本脏之脉主沉，更病于水，故其脉自沉也；水气溢，故腹满；病不干上，故不喘也。"

如黄汗，注曰："黄汗者，足少阴肾脏之水，或太阳膀胱之水，或汗出入水中浴，而外因之水，留积于中蒸而为黄也。"

3. 注解依据医理，实事求是

依据临床实际，张志聪在注释《金匮要略》时，对某些条文的解释能突破诸家之说，使之更切合临床。如"脏腑经络先后病篇"中"见肝之病，知肝传脾，当先实脾"句，张仲景自注为"此治肝补脾之要妙也，肝虚则用此法，实则不在用之"。一般注家都将此解为治肝法而只可用于肝虚证，决不可用于肝实证。张志聪却认为应是"脾虚用此法，实则不在用之"，说明脾虚是肝病传变的基础，将"肝"字易为"脾"字，比较符合临床实际。因为从脏腑病势传变的规律来看，是实则传，虚则不传。若肝虚就不会传脾，故不必治脾，直接可以治肝。只有在肝脾俱虚的情况下，才能补脾。临床上，肝病治脾法只有在以下两种情况下才可使用：一是肝脾俱虚，肝虚出现头目眩晕、失眠多梦、视物模糊等，又出现饮食减少、倦怠无力、便溏等脾虚症状，治疗应该以补肝为主，辅以调脾；另一种情况是肝实脾虚，病初起有胁痛、头昏、胸闷、脉弦等肝实症状，继而又出现饮食减少、腹满乏力、便溏等脾虚症状，治疗应抑肝扶脾，可选用逍遥散等。由此看来，此两种情况，肝可虚可实，但共同点都是"脾虚"。从这一角度来说，张志聪的观点是正确的。

　　如在同篇中，"师曰：鼻头色青，腹中痛"句，对鼻所主脏，一般都认为是脾，如《灵枢》以鼻为面王，属于脾之外候。《金匮要略心典》载："鼻头，脾之部。"徐彬认为"鼻准属脾"。《医宗金鉴》则避而不谈，称"鼻者，明堂也"。而张志聪认为鼻所主脏应是肺，较为符合"肺开窍于鼻"这一理论。其注曰："夫气为阳，诸阳之气，皆聚于面，故病人气色见于面部也。夫色呈天象，脉属地形。肺主乾金而居高，故天气通于肺。肺主鼻，鼻者肺之外候也。故曰：五色独决于明堂。明堂者，鼻也。五脏于中央，六腑挟其两侧，是又以鼻而观其色焉。青者肝邪也，肝木之邪，贼伤中土，故主腹中痛。《经》曰：病先发于肝，三日而之脾，五日而之胃，运日而之肾，三日不已，死。苦冷者，邪之肾也，此为大气入脏，腹痛下淫，可以致死，而不可以致生。"

　　如当归赤小豆散所治的"脓"究竟在何处，根据原文应在眼部。但张志聪认为，此为脓在阳明大肠，其谓："此阳明大肠痈也。管内管外者，肠之外内也。如痈在肠外募原之间，则热出于皮肤，故痈上之皮热也。此盖病于阳明大肠，故为可治之证。"此说较之李彣所谓脓"在喉与阴肛"，以及尤在泾所谓"脓在肝内"等更切合临床。

　　如对"肺痿"第 2 条"热过于荣"句，诸家皆随文衍义，不知其所。张志聪解为"风气相搏则热，热则伤荣，气分之邪迫及二经络，故曰过。'过'字当以热在经络之外看"。此注说明肺痈是风热之邪在卫未解，进一步向气分演变而成，而其成脓则是"热伤血脉"，说明肺痈的形成要经历由轻到重，由浅入深，由皮毛到气分再到血分的发展变化过程，符合临床实际。

如甘草干姜茯苓白术汤治疗肾着，张志聪认为是"温补中焦之土气，以制化其水脏焉"。说明该方的主要作用在于健脾燥湿。其后，尤在泾亦谓"其治法不在温肾以祛寒，而在燠土以胜水"，并为现代教材所采纳。

如"百合病，见于阴者，以阳法救之；见于阳者，以阴法救之。见阳攻阴，复发其汗，此为逆；见阴攻阳，乃复下之，此亦为逆"。由于该条既无症状，又无方药，阴阳究竟何指，"攻阳""攻阴"又是何指？很不明确，注家也多有分歧，难以做出定论。张志聪则认为："夫见于阴者，阴盛而阳虚也，故当以阳法救之，谓当以法救其阳也。若见阴攻阳，更虚其阳矣，乃复下之，又虚其阴，此为逆也。见于阳者，阳盛而阴虚也，故当以阴法救之，谓当以法救其阴也。若见阳攻阴，更虚其阴矣。复发其汗，又虚其阳，此亦为逆。盖言当救其经脉之阴阳，而不可妄施汗吐下也。"注文不仅详细发挥了此治法，更明确给出方药："当以百合地黄为主方。"

值得一提的是，张志聪提出补气可治胸痹的观点。他说："人参汤亦主之者，补气以资脉也。气盛，则经脉通而胸痹解矣。"

（四）发挥医理，论述精当

张志聪及侣山堂师生较为显著的学术特点，是学术探讨与理论研究，即对中医学的若干基本概念、命题和原理，进行了精要而透彻的理论阐述，是今人学习和研究中医理论十分有价值的参考资料。

1. 辩血

张志聪遵循《内经》理论，认为"'营气之道，内谷为宝。'谷入于胃，乃传之肺，流溢于中，布散于外，精专者行于经隧。是血乃中焦之汁，流溢于中以为精，奉心化赤而为血"。基于此，阐述了血的生成、流布、功能，及妇人特点、证候病机等。

其依据血的流布部位和致病特点，划分为"流溢于中之血""肝脏所主之血""少阴所主之血"及"肺脏之血"等不同类型，对临床病证进行鉴别。张志聪说："冲脉与少阴之大络，起于肾上，循背里，为经络之海。其浮而外者，循腹右上行，至胸中而散，充肤热肉，渗皮肤，生毫毛，男子上唇口而生髭须，女子月事以时下。此流溢于中之血，半随冲任而行于经络，半散于脉外而充于肤腠皮毛。卧则归于肝脏，是以热入血室，刺肝之期门。卧出而风吹之，则为血痹，此散于皮肤肌腠，故曰布散于外，乃肝脏所主之血也。故妇人之生，有余于气，不足于血，以其月事，数脱于血也（时俗皆谓男子血不足，女子血有余）。此血或因表邪太盛，迫其妄行，以致吐衄者；有因肝火盛者，有因暴怒，肝气逆而吐者，吐则必多，虽多不死，盖有余之散血也。又心下包络之血亦多，此从冲任通于心包，为经络之血者，乃少阴所主之血也。如留积于心下，胸中必胀，所吐亦多，而或有成块者，此因焦劳所致。治法宜引血归经。若屡吐不止，或咳嗽而成劳怯，或伤肾脏之原，而后成虚脱，所谓下厥上竭，为难治也。其精专者，行于经隧，心主之血也。中焦蒸水谷之津液，化而为血，独行于经隧，以奉生身，莫贵于此。荣行脉中，如机缄之环转，一丝不续，乃回则不转，而穿壤判矣。是以有吐数口而卒死者，非有伤于血，乃神气之不续也；有因咳嗽而夹痰带血者，肺脏之血也；有因腹满而便血、唾血者，此因脾伤而不能统摄其血也。"

对于临床治疗血证，张志聪指出"学者先当审其血气生始出入之源流，分别表里受病之因证，或补或清，以各经所主之药治之"。另外，还特别提醒读者注意血证治疗不可仅着眼于阳明胃经多气多血的特点，而"不知阳明之所谓多血多气者，以血气之生于阳明也，而太阳、太阴、厥阴，亦主多血，非独阳明。试观剖诸兽腹中，心下夹脊包络中多血，肝内多血，心中有血，脾中有血，肺中有血，肾中有血，胃实未尝有血，而可谓多乎"？

2. 辩气

气，是中医学最为重要的概念之一。张志聪所理解的"气"概念，是基于三阴三阳离合的原理。其讨论先后天精气体现气的生化作用，论述三阴三阳之气旨在为临床提供理论依据。张志聪认为，三阳之气分别统摄人体不同部位，如太阳之气主于肤表（上焦）、阳明之气主于中焦、少阳之气生于下焦；三阴之气充实于五脏，即"肺气主皮毛，脾气主肌肉，心气通血脉，肝气主筋，肾气主骨。此五脏之气各有所主也"。

至于产生"离合"效应的原因，张志聪解释说："所谓合者，乃先天之一气，上通于肺，合宗气而司呼吸者也。夫有生之后，皆属后天，故借中焦水谷之精，以养先天之精气，复借先天之元气，以化水谷之精微，中、下二焦，互相资益。故论先后天之精气者，养生之道也；分三阴三阳者，治病之法也。"（《侣山堂类辩·辩气》）

从临床应用来看，"如邪在皮肤，则伤太阳之气，或有伤于肺；邪在肌腠，则伤少阳、阳明，或有伤于脾，邪中少阴，则有急下急温之标本；邪中厥阴，则有或寒或热之阴阳。此在天之六气，伤人之三阴三阳，犹恐其不能分理，而可以一气论乎？若谓正气虚者，补中、下二焦之元气，以御六淫之邪，则可"（《侣山堂类辩·辩气》）。

3. 辩两肾

张志聪对明代以后医家诠释的"命门"概念，并不赞成。曾对门人朱济公的问题进行辩驳。朱济公说："有云两肾皆属水，命门居两肾之中，在脊之十四椎内，为三焦生气之原，有如坎中之满，此说甚为有理。"张志聪对此表示明确反对，认为"此不经之语耳"。其从太极生化、五行推演等原理进行理论溯源，认为《内经》为医家之宗，并无命门概念。他说："夫人之始结胚胎，犹太极耳。三月而成形，先生两肾，犹太极而生两仪。天一之水生木，木生火；地二之火生土，土生金。是先天止有水火，后天始备五行。五行之中有二火，合而为三阴三阳，以配六脏六腑。故《灵枢·本输》篇曰：少阳属肾，肾上连肺，故将两脏。盖少阳乃三焦之生气，发于右肾，上合包络，为相火之原，左肾属水，上连于肺，故为两脏也（肾上连肺，详《水热穴论》）。又《本脏》篇曰：肾合三焦膀胱。盖右肾之气上合于心主包络，而为一脏。又《素问·咳论》曰：肾咳不已则膀胱受之，久咳不已则三焦受之。是《内经》止曰肾，而原无命门之名。盖以一肾合三焦，一肾合膀胱，是为两脏而配合两腑者也。夫人秉阴阳水火而生，若以两肾象坎中之满，又将何脏以象离中之虚乎？"（《侣山堂类辩·辩两肾》）

　　朱济公又进一步对两肾的各自功能提出疑问，认为"《难经》谓右肾主男子藏精，女子系胞。师言为相火生气之原，是左肾主水，右肾主火。精水止生于左，而胞当偏于右矣"。张志聪认为，左右两肾的功能是相互配合的关系，人身阴阳、水火、精气相互资生、转化，相辅相成，不可孤立看待两肾的各自功能。他说："夫天地阴阳之道，在无形之气，曰阴、曰阳；有形之征，曰水、曰火；在人之元神，曰气、曰精。天一生水，地二生火，阴中有阳，阳中有阴，两肾之气，交相贯通，左右之皆有精有气。水即是精，火即是气。阴阳水火，互相资生，否则孤阳不生，独阴不长矣。夫藏精系胞之说，亦不过分别男女而言。然在女子未尝不藏精，在男子亦可以结胎者也。胞之所系，盖言天主生物，地主成物，故系于右，乃气之所感，非胞之联系于右肾也。如云日月星辰系焉，亦大气之所载，日月营运，星移斗转，又何尝有所系带乎？"（《侣山堂类辩·辩两肾》）

4. 辩三焦

　　三焦有形与无形的讨论，自古即有。延续至清代早期，仍然众说纷纭。张志聪认为，三焦既是无形，也属有形。

三焦无形，是指游行之气贯通经脉而言，不具备部位形态属性，即："《灵枢经》曰：三焦、膀胱者，腠理毫毛其应。《金匮要略》云：腠者，是三焦通会元真之处；理者，皮肤脏腑之文理也。盖三焦乃少阳相火，即精水中所生之元阳（壮则为火，和平为元气），游行于上中下之间，通会于腠理之内，实无形之气也。若游行之气，不应属一腑而有经穴矣。《经脉》篇曰：三焦之脉，入缺盆，布膻中，散络心包，下膈，循属三焦（下膈，乃胃分。循者，循于三部也）。"（《侣山堂类辩·辩三焦》）

三焦有形，是指三焦之气分别有部位所属，即："《荣卫生会》篇曰：上焦出于胃上口，中焦亦并胃中，下焦者别回肠。《平脉》篇曰：三焦不归其部，上焦不归者，噫而酢吞；中焦不归者，不能消谷引食；下焦不归者，则遗溲。是三焦之气，发原于肾脏，归著于中胃上下之间。《灵枢经》所论之出处，即《平脉论》所归之部署也。有有形之部署，则有经脉气穴，而为一腑矣。"（《侣山堂类辩·辩三焦》）

5. 辩包络

与三焦相似，包络也存在有形无形之辩。张志聪的说理逻辑与上文相似，都是从无形之气和气之分布部位说明。认为："越人谓心主包络，与三焦为表里，俱有名而无形。后人有以命门为包络者，皆非通论也。少阳三焦之气，生于肾脏，即相火也。相火者，先天所生之元阳也。包络者，包络于心下，多血而主脉，为君主之相。其脉起于胸中，出属心包络，下膈，历络三焦（在三焦曰循，在包络曰历，皆分循、分历于中胃上下之间）。是包络在膈上，三焦在膈下，皆属有形之脏腑也。但包络、三焦之气，并出于肾，一游行于上中下，而各有所归之部署；一入于心下包络，而为君主之相（《灵枢经》云：肾合三焦、膀胱，乃肾气上合于心包，犹膀胱之归于部署）。犹肾与膀胱，太阳与君火，标本之相合也。肾中之元阳，先天之水火也，君火与包络，后天之二火也。包络、三焦，皆以有形无形之间求之，

则得矣。"(《侣山堂类辩·辩包络》)

6. 辩脏腑阴阳

从六气阴阳标本的角度，解释脏腑阴阳相配，具有一定的思辨特点。

如太阴、阳明相对，在人身属脾、肺两脏，主要表现为湿、燥之间的协调关系，张志聪说:"《经》云:太阴之上，湿气治之。而有肺金之燥，燥湿之相济也，是以脾喜燥而肺喜润。阳明之上，燥气治之。而胃合太阴之湿，脏腑雌雄之相配也，是以阳明不从标本，从中见太阴之湿化。阴阳和平，燥湿相合，则饮食消化，津液营运，而肌肉丰厚;如阴阳不和，则能食而瘦矣。故脾胃之阴湿太过者，宜燥之温之;阳明之燥热已甚者，宜苦寒以泄之。肺与大肠病秋金之燥者，宜清凉以润之;感太阴之湿者，宜温热以燥之。此平治阴阳燥湿之道也。"(《侣山堂类辩·辩脏腑阴阳》)

人体少阴君火与太阳寒水，也存在相互配合、相互作用的关系。张志聪说:"少阴之上，君火主之，而有肾脏之水;太阳之上，寒水主之，而有巨阳之阳。阴阳标本之相合也。是以水上火下，斯成既济之无咎。若水不上济，则火盛而心悬如病饥;火不下交，则下焦寒而足膝厥冷。故当调摄其水火之升降焉。"(《侣山堂类辩·辩脏腑阴阳》)

厥阴风木与少阳相火之间，风火相生，在治疗需要兼顾二者关系。如:"火炽者，当先平其风木;风烈者，宜先息其火炎。"(《侣山堂类辩·辩脏腑阴阳》)

7. 辩九窍

人身诸窍，暗合地天泰卦之象。张志聪说:"《经》云:天气下降，气流于地;地气上升，气腾于天。天地交而生化万物。人秉天地阴阳之气而生，是以人之形身，应天地之日月、五星、山川、溪谷，而人之九窍，亦应地天之泰卦也。上三窍皆偶，下三窍皆奇(肺、心、肝为阴中之阳，而开窍皆偶;脾、肾为阴中之至阴，而开窍皆奇，此天地炉锤之妙用也)，奇偶之

间，名曰人中，盖以此中分人之上下阴阳也。"(《侣山堂类辩·辩九窍》)

九窍与内在脏腑存在归属关系。其功能状态，为人体脏腑功能的外候。张志聪说："肺开窍于鼻，心开窍于耳，肝开窍于目，脾开窍于口，肾开窍于二阴（玉师曰：肾将两脏，故开窍于二阴）。是五脏五阴之气，通于九窍者也。六腑不和，则九窍为之不利。是六腑六阳之气，通于九窍者也。九窍为水注之气，是脏腑之津液，外注于九窍者也。阴中有阳，阳中有阴，阴阳交互，上下和平，水随气而营运于外，是天地交而九窍通也。若阴阳不和，则九窍闭塞，水道不行，则形气消索矣。"(《侣山堂类辩·辩九窍》)

8. 辩七冲门

七冲门的概念，出自《难经·四十四难》，即唇为飞门，齿为户门，会厌为吸门，胃为贲门，太仓下口为幽门，大小肠会为阑门，下极为魄门。后世医家大都关注七冲门的名义。如《难经本义》说："冲，冲要之冲。会厌，谓咽嗌会合也。厌，犹掩也，谓当咽物时，合掩喉咙，不使食物误入，以阻其气之嘘吸出入也。贲，与奔同，言物之所奔响也。太仓下口，胃之下口也，在脐上二寸，下脘之分。大肠小肠会在脐上一寸水分穴。下极，肛门也，云魄门，亦取幽阴之义。"

张志聪则进一步揭示了七冲门的相互关系，对于临床采用升降出入的思路，治疗脾胃肠功能失常类病证，具有一定的启示。他说："所谓门者，有开有阖，有旋转之枢，神气之有出有入，皆由此门。如曰吸门，必先呼出而后能吸入，有如辘轳之有升有降也。夫人之所以养生者，莫先乎饮食，如饮食不下，二便闭癃，多有因于气机不转，人但知降下而不知升提，有如辘轳之绳，西不能下，因东之碍而不升。故曰：将欲下之，必先举之。此之谓也（开之曰：有碍于升者，有碍于降者，宜审别治之，又不可必其升而后降也）。"(《侣山堂类辩·辩七冲门》)

9. 论识脉与审脉

识脉，即采用比较的方法，总结脉象的特点。如："所谓识脉者，如滑伯仁之《诊家枢要》曰：浮，不沉也；沉，不浮也。迟，不及也；数，太过也。虚，不实也；实，不虚也。滑，不涩也，涩，不滑也。长，不短也；短，不长也。大，不小也；小，不大也。缓，不逮也。弱，不盛也。伏，不见也。软，无力也。微，不显也。散，不聚也。洪，洪大也。细，微细也。代，更代也。牢，坚牢也。动者，滑大于关上也。弦者，状如弓弦，按之不移。紧者，如转索无常也。芤者，浮大而按之中空。革者，中空而外坚也。结者，缓而有止；促者，数而有止也。以对待之法识之，犹易分别于指下。"(《侣山堂类辩·识脉论》)

学习诊脉时，应注重审脉，即脉象对于临床审察病机、辨别证候的意义。张志聪说："所谓审脉者，体认所见之脉何因，所主之病何证，以心印之而后得也。《平脉》篇曰：浮为在表，沉为在里，数为在腑，迟为在脏。又曰：浮则为风，浮则为热，浮为气实，浮为气虚，浮则无血，浮则为虚，是将为外感乎？为内伤乎？为气乎？为血乎？为实乎？为虚乎？是必审其证之表里、阴阳、寒热、虚实，病之久病、新病，脉之有力、无力，而断之以意。如扁鹊知桓侯疾之浅深，望而知之也；知虢太子不死，问而知之也。华佗闻呻吟之声而取蛇毒，闻而知之也。后人恶能及二君之神智，然必四诊咸备，而后可保万全，故曰审脉之更难也。"(《侣山堂类辩·识脉论》)

10. 论音声与语言

音声与语言，都是临床闻诊的重要内容。二者有区别，也有联系。"音声者，五音之声嘹亮而有高下者也。语言者，分别清浊字面，发言而有语句者也。"音声、语言，都发自脏腑，医者可由此判断内在脏腑功能的状态。张志聪说："土者，其数五。五者，音也。故音主长夏，是音声之发于脾土，而响于肺金也。在心主言，肝主语。心开窍于舌，舌者音声之机也。肝脉循喉咙，入颃颡。喉咙者，气之所以上下者也。颃颡者，分气之所泄也。肝心气和，而后言语清明也。然又从肾间动气之所发，故肾气虚者，音声短促，上气不能接下气矣。是以发言歌咏，出于五脏神之五志，故有音声而语言不清者，当责之心肝。能语言而无音声者，当责之脾肺。能言语、音声而气不接续者，当责之两肾。"（《侣山堂类辩·音声言语论》）

11. 辩阳剧似阴与阴剧似阳

阳剧似阴，是指厥深热亦深。张志聪说："《厥阴》篇曰：伤寒一二日至四五日，厥者必发热，前热者后必厥，厥深者热亦深，厥微者热亦微。所谓伤寒一二日者，谓一日病在太阳，二日病在阳明，寒已化热，至四五日而后传入于里阴，故曰必发热。言伤寒一二日必前发热，至四五日而后厥也。深重微轻也，盖热邪深入，而里气不能外达，故热深而厥亦深也。如此者，当知一二日之间，邪在表阳，曾发热，而后传入于里阴也（一日必见太阳之头痛）。"（《侣山堂类辩·阳剧似阴阴剧似阳辩》）

阴剧似阳，是指阴盛格阳。张志聪说："所谓阴剧似阳者，乃寒邪直中于里，阴盛而格阳于外，是以喜寒恶热，揭去衣被，欲卧凉处。如此者，其人必躁，其脉沉细，或虚浮而乱，其舌必滑，其面色必清；或赤浮于外，其肤必凉，或发热者，必先凉而后热，以手按之，始觉壮热，久之反凉。"

临床对于此两种危急病证出现的假象，需要认真分析，辨别真假，慎重处治。

12. 辩阴脱阳脱

阴阳虚脱，有外因、内因之分，有偏胜、偏绝之别。张志聪据此辨证分为四类，说："如邪中于阴，手足厥冷，脉微欲绝，此阴盛而生阳之气欲绝于内也；如欲冷饮，欲卧凉地，揭去衣被，躁而不安，此阴盛于内而阳欲脱于外也，急宜参、附、姜、桂以救之；如发汗不解，身反大热，此阳

盛而阴绝于内也，如阳明病，发热汗多者，急下之，宜大承气汤，此阳盛于内而阴液外脱也。"(《侣山堂类辩·阴脱阳脱辩》)

人体阴阳之间的关系是相互为用、相辅相成。"若夫内因之阴阳，阳生于阴，阴生于阳。阳生于阴者，阳气生于阴精也；阴生于阳者，阴精之生于阳化也。阳化者，阳气化水谷之精微，而生此精也。阴阳和合，交相生化，是为平人。如孤阳不生，独阴不长，此阴阳之生机欲绝于内也。"(《侣山堂类辩·阴脱阳脱辩》)

临床出现脱阳、脱阴的情况，都是非常危急的，尤以脱阳为重。张志聪说:"《难经》曰：脱阳者见鬼，脱阴者目盲。盖阳脱者，从下而脱于上；阴脱者，从上而脱于下。故脱阴而目盲者，尚有余命之苟延；脱阳而见鬼者，不计日而死矣。"(《侣山堂类辩·阴脱阳脱辩》)

防治脱阳、脱阴，需要日常养生做起，注意协调阴阳二气的协调稳定。"夫阳脱之患，多有本于阴虚。如年老之人，足膝寒冷，此元阳之气渐衰，而欲绝于下，宜用参附、半硫之类，以助生阳。如或因脾胃虚而谷精不生，或入房甚而肾精日损，或忧恐而藏精渐消，或烦劳而精神日耗，以致阴气日衰，而阳将外脱矣。故治未病者，见阴精有亏，乃阳脱之渐，预培养其阴焉。若待阳气外脱，用桂、附而欲其引火归原，不知阴精者，阳气之生原也，其原已绝，又安所归乎？故阳脱而用桂、附救之者，外因之脱也；治内因而用桂、附者，助阳气之衰于下也（若阴虚而阳脱者，非桂、附可救）。"(《侣山堂类辩·阴脱阳脱辩》)

13. 东方实西方虚，泻南方补北方

本命题出自《难经·七十五难》。张志聪从五行生克的角度，对其含义进行了阐述。"金木水火土，当更相平。东方，木也，西方，金也。木欲实，金当平之；火欲实，水当平之；土欲实，木当平之；金欲实，火当平之；水欲实，土当平之。东方者，肝也，则知肝实；西方者，肺也，则知

肺虚。泻南方火，补北方水。南方火，火者木之子也；北方水，水者木之母也。水胜火，子能令母实，母能令子虚，故泻火补水，欲令金不得平木也。《经》曰：不能治其虚，何问其余。此之谓也。夫遽曰：金欲实，火当平之，水欲实，土当平之。是五行之气，皆有亢有制也。奚止东方实，而南方当泻乎？要知上二句乃启下之文，下二句乃承上之辞也。意若曰：假如东方实西方虚者，当泻南方而补北方也。泻南方者，泻东方之实，实则泻其子也；补北方者，补西方之虚，子能令母实也。肺主呼吸，而肾为生气之原，故经言肾为本，肺为末。荀子曰：未有子富而父贫者。即此义也。然首末经义，重在补虚（首末是经义，中段是越人释经），故曰不能治其虚，何问其余。当知泻南方，亦所以补西方也。何问其余者，言五行之气，皆可推而论之。设使西方实东方虚，又当泻北方而补南方矣。虽然，东南主生长之令，其气多实；西北主收藏之气，其气多虚。故曰岁半以上，胜之常也。夫金欲实，火当平之；水欲实，土当平之。分论主时之气，而各有太过也。东实西虚，泻南补北，统论一岁之气，而有虚实也（以岁气而兼论人身之五行，皆可）。"（《侣山堂类辩·东方实西方虚，泻南方补北方》）

14. 辩阴证本于阳虚

阳气是人体卫外的屏障，阳气一旦虚损，阴邪可能会直中于里，所谓"邪之所凑，其气必虚"。张志聪说："阳者，天气也，主外。阴者，地气也，主内。故阳在外，阴之使也；阴在内，阳之守也。是以人之三阳，犹外之重门；人之三阴，犹内之堂室。邪中于阴而为阴证者，乃重门不固，本阳虚也，虽然外城已破，内城尚可固守。盖阳生于阴，里气实者，犹能外御其侮。若表气微虚，里气不守，则使邪中于阴矣。"（《侣山堂类辩·阴证本于阳虚辩》）

15. 病有新故，治法不同

新病与故病，由于起病原因、病程长短、病机主要矛盾等的差异，在制定治则治法时需要加以分别。张志聪说："夫新病者，多宜于清解；久病者，多宜于补养。《根结》篇曰：形气不足，病气有余，是邪胜也，急泻之；形气有余，病气不足，急补之，形气不足，病气不足，此阴阳俱不足也，不可刺之，刺之则重不足，重不足则阴阳俱竭，血气皆尽，五脏空虚，筋骨髓枯，老者绝灭，壮者不复矣；形气有余，病气有余，则阴阳俱有余也，当泻其邪，调其虚实。故曰：有余者泻之，不足者补之。此之谓也。"（《侣山堂类辩·病有新故辩》）

新病与故病的临床鉴别，也有一定规律可循。"《脉要精微论》曰：征其脉小，色不夺者，新病也；征其脉不夺，其色夺者，此久病也；征其脉与五色俱夺者，此久病也；征其脉与五色俱不夺者，新病也。是凡病皆当审其形气色脉，而分别其新故焉。"（《侣山堂类辩·病有新故辩》）

患者也常有在故病基础上，新感邪气的情况。此时需要注意，应"清解其邪，而调其虚实。若见其病气有余，则以为病久而变剧，仍用久病之法治之，以致中道夭而不终其天年，乃不审新故之过耳！夫血气壮盛者，尚为邪所中，况久病之人，血气虚衰，腠理不密，宁保其不复为邪气之所伤乎？"（《侣山堂类辩·病有新故辩》）

（五）格物知药，运用有方

张志聪不仅以运气学说研究《伤寒论》，以六气理论阐发六经之实质，而且其从事本草的研究时，也十分重视运用气化理论探讨中药药性和功效性能。清代仲学辂对张志聪的本草药性学说评价甚高，其认为"《崇原》凡释药性，或从本名起，或从形色起，或从出处来历起。其释主治，或从《灵枢》《素问》出，或从《伤寒论》出，或从《金匮要略》出。夫医道小道也，穷经则大矣。隐庵以经解经，直接轩岐道统，张仲景以后一人而已"

（《本草崇原集说·人参》）。

1. 格物知药

（1）阐述本草治病之理

《素问·移精变气论》曰："时日不已，治以草苏草荄之枝，本末为助，标本已得，邪气乃服。"阐述了本草不同部位的效用及治病原理。张志聪从名物训解切入，结合五体、脏腑等概念进行了解读和深化，有助于今人了解本草疗效作用的原理。他说："荄，音该。此言病有标本而草有本末也。苏，茎也；荄，根也；草苏之枝，茎之旁枝也；草荄之枝，根之旁根也。盖以苏荄为本，而旁枝为末也。五痹者，五脏之痹也，五脏有经俞之外荣，有筋脉皮毛骨肉之外合，是五脏为本，而经俞筋骨为标也。草生五味以养五脏气，是以五脏有病，则以苏荄治之，如邪在经脉之外合者，则以草苏草荄之枝治之，是以本治本而以末治标也。心肺居上为阳，而治以草苏，是本乎上者亲上也。肝肾居下为阴，而治以草荄，是本乎下者亲下也。以草之本末为助，而病之标本以得，又何有邪气之不服者？此中古用药之有法也。"（《黄帝内经素问集注·移精变气论篇第十三》注文）

（2）本于运气辨识药性

张志聪认为，"天地所生万物，皆感五运六气之化，故不出五气五味、五色五行、寒热温凉、升降浮沉之别"（《侣山堂类辩·本草纲领论》）；"盖天地所生之万物，咸感五运六气之生化，明乎阴阳、生克之理，则凡物之性，可用之而生化于五脏六腑矣"（《侣山堂类辩·大枣》）；"天地万物，不外五行，其初产也，有东南西北中之五方；其生育也，有春夏秋冬长夏之五时；其形有青赤黄白黑之五色；其气有臊焦香腥腐之五臭；其质有酸苦甘辛咸之五味"（《本草崇原·自序》）。万物如此，自然药物也如此，故而研究本草，必从五行五色、五气五味之理入手，以分析和阐明其功效性能。

早在《内经》一书，对药物气味理论已有原则性论述，张志聪认为此为研究本草之纲领。如《素问·至真要大论》曰"辛甘发散为阳，酸苦涌泄为阴，咸味涌泄为阴，淡味渗泄为阳。六者或收或散，或缓或急，或燥或润，或软或坚，以所利而行之，调其气使其平也"，是药物物性之纲领。《素问·至真要大论》曰："五味入胃，各归所喜，酸先入肝，苦先入心，甘先入脾，辛先入肺，咸先入肾。"《素问·脏气法时论》曰："肝色青宜食甘。""肺色白，宜食苦。""脾色黄，宜食咸。""肾色黑，宜食辛。""心色赤，宜食酸。""辛散、酸收、甘缓、苦坚、咸软。""毒药攻邪，五谷为养，五果为助，五畜为益，五菜为充，气味合而服之，以补益精气。""肝苦急，急食甘以缓之。""心苦缓，急食酸以收之。""脾苦湿，急食苦以燥之。""肺苦气上逆，急食苦以泄之。""肾苦燥，急食辛以润之。""肝欲散，急食辛以散之，用辛补之，酸泻之。""心欲软，急食咸以软之，用咸补之，甘泻之。""脾欲缓，急食甘以缓之，用苦泻之，甘补之。""肺苦气上逆，急食酸以收之，用酸补之，辛泻之。""肾欲坚，急食苦以坚之，用苦补之，咸泻之。"张志聪认为这些内容，是五味补泻宜忌之纲领。《素问·至真要大论》曰："盛者泻之，虚者补之。""寒者热之，热者寒之，微者逆之，甚者从之，坚者削之，客者除之，劳者温之，结者散之，留者攻之，燥者濡之，急者缓之，散者收之，损者温之，逸者行之，惊者平之，上之下之，摩之浴之，薄之劫之，开之发之，适事为故。"乃是治病之纲领。《内经》的这些论述，奠定了中药理论后世发展的基础。研究中药理论，应注重药性药理，"即物以穷其性，即病以求其理，得其性理，豁然贯通，则天地所生之万物，人生所患之百病，皆归一致矣"（《侣山堂类辩·本草纲领论》）。

因此，张志聪十分重视药物五色、五味、四时、四气诸方面，根据药物的气味、颜色、形态、生长及采集情况，以分析药物的性能主治。张志聪的这一研究方法，是符合中药认知传统方法的。

① 以五时生化论药性

药物的作用特性，与影响其生长收藏规律性变化的时间因素有关。张志聪举例说："草木寒不黄陨，及花发于冬者，得冬令寒水之资也。木生于水，水通于天，水火相济，水由地行，水气之通于四脏者也。如麦门冬、款冬花、枇杷叶、侧柏叶、山豆根、巴戟天之类，肾之肺药也；黄连、菖蒲、山栀、南烛、茶花、梅花之类，肾之心药也；浓朴、豆蔻、丁香、枳橘之类，肾之脾药也；菌桂、竹、密蒙花、女贞实之类，肾之肝药也。夫肾为水脏，受藏五脏之精，而复还出于四脏，入肝为泪，入心为血，入脾为涎，入肺为涕，上下交通，而外注于九窍。是以得寒水之草木，能启阴气上滋四脏，复能导四脏之气而下交于阴，又匪独肾气之通于四脏。五脏之气，皆相贯通，而药性亦然。如枣仁脾之心药也，石斛脾之肾药也，芍药脾之肝药也，桑皮脾之肺药也。类而推之，总不出五行之生化。"（《侣山堂类辩·草木不凋论》）

② 以五运属性论药性

如"莲实"条，注曰："莲生水中，茎直色青，具风木之象，花红，须黄房白，子黑，得五运相生之气化，气味甘平。主补中，得中土之精气也。养神，得水火之精气也。益气力，得金木之精气也。百疾之生，不离五运，莲禀五运之气化，故除百疾。久服且轻身不饥延年。"（《本草崇原·卷上：本经上品·莲实》）即从莲实内在各部分结构的性状、颜色等，认为其五运之气皆具备。由于疾病的发生与五运具有一定相关性，莲实具有五运的综合属性，也就具有调整五运影响人体偏颇状态的作用，进而解释了《本经》记载"除百疾"功效的原因。

如"槐实"条，注曰："槐生中原平泽，花黄子黑，气味苦寒，木质有青、黄、白、黑色，老则生火生丹，备五运之全精，故主治五内邪气之热……肺气不能四布其水精，则涎唾上涌，槐实能止之。肝血不能渗灌于络脉，则经脉绝伤，槐实能补之。心火内盛，则为火疮。脾土不和则为乳痕。肾气内逆，则子脏急痛。槐禀五运之气，故治肺病之涎唾，肝病之绝伤，心病之火疮，脾病之乳痕，肾病之急痛，而为五内邪气之热者如此。"（《本草崇原·卷上：本经上品·槐实》）张志聪依据槐实的外表五色俱全，认为其具备五运之气化，五运对应五脏，所以能够治疗五脏内热的病证。

如"泽兰"条，注曰："泽兰本于水，而得五运之气，故主治三因之证。生于水泽，气味苦温，根萼紫黑，禀少阴水火之气也。茎方叶香，微有白毛，边如锯齿，禀太阴土金之气也。茎青节紫，叶生枝节间，其茎直上，禀厥阴之木气也。主治金疮痈肿疮脓者，金疮乃刀斧所伤，为不内外因之证。痈肿乃寒邪客于经络，为外因之证。疮脓乃心火盛而血脉虚，为内因之证。泽兰禀五运而治三因之证者如此。"（《本草崇原·卷中：本经中品·泽兰》）

③ 以六气意象论药性

如论述"大麻仁"说："大麻放花结实于五六月之交，乃阳明太阴主气之时。《经》云：阳明者，午也。五月盛阳之阴也。又长夏属太阴主气，夫太阴、阳明，雌雄相合，麻仁禀太阴、阳明之气，故气味甘平。主补中者，补中土也。益气者，益脾胃之气也。夫脾胃气和则两土相为资益，阳明燥土得太阴湿气以相资，太阴湿土得阳明燥气以相益，故久服肥健，不老神仙。"（《本草崇原·卷上：本经上品·大麻仁》）由于大麻开花与结果的时段在五六月阳明、太阴主时，所以其具备阳明燥气和太阴湿气的属性，对应人体符合脾胃功能特性，所以大麻仁有益于脾胃之功能。

如芍药，"初之气，厥阴风木。二之气，少阴君火。芍药春生红芽，禀厥阴木气而治肝。花开三四月间，禀少阴火气而治心。炎上作苦，得少阴君火之气化，故气味苦平。风木之邪，伤其中土，致脾络不能从经脉而外行，则腹痛。芍药疏通经脉，则邪气在腹而痛者，可治也。心主血，肝藏血，芍药禀木气而治肝，禀火气而治心，故除血痹。除血痹，则坚积亦破矣。血痹为病，则身发寒热。坚积为病，则或疝或瘕。芍药能调血中之气，故皆治之。止痛者，止疝瘕之痛也。肝主疏泄，故利小便。益气者，益血中之气也。益气则血亦行矣"（《本草崇原·卷中：本经中品·芍药》）。在运气格局中，一年主气六步，分为初之气、二之气直至六之气。其中，初之气和二之气分别称为厥阴风木和少阴君火。从芍药的生长过程来看，与此二气的时段相符，因此具有木和火的特性。依据五行脏腑对应关系，其治疗主要作用在肝（气）与心（血）。

（3）以形态颜色识功效

中药中还有根据其形体、功能作用及形象而命名者。如"桑皮、橘核、杏仁、苏子之类，以体而命名也；防风、续断、决明、益智之类，以功能而命名者也；钩藤、兜铃、狗脊、乌头之类，以体而命名也"（《侣山堂类辩·药性形名论》）。张志聪在解释药性时，对于中药形态的描述，可谓十分形象。

如细辛，"一名少辛，味辛臭香，一茎直上，得东方甲木之气，能升发水中之生阳"（《金匮要略注·卷一》）。

如天麻，"形如芋魁，有游子十二枚，周环之，以仿十二辰。十二子在外，应六气之司天，天麻如皇极之居中，得气运之全，故功同五芝，力倍五参，为仙家服食之上品。是以久服益气力，长阴，肥健。李时珍曰：补益上药，天麻为第一。世人只用之治风，良可惜也"（《本草崇原·天麻、赤箭》）。

如泽泻，"泽泻，水草也。凡水草、石草，皆属肾，其性主升。盖天气下降，地水之气上升，自然之理也。凡物之本乎上者性升，本乎下者性降。泽泻形圆，无下行之性矣。春时丛生苗于水中，独茎直上，秋时白花作丛，肾之肺品也。《易》曰：山泽通气，能行在下之水。随泽气而上升，复使在

上之水，随气通调而下泻，故名曰泽泻。"(《侣山堂类辩·泽泻》)

五色归于五行，联系五脏，张志聪运用五行、五脏、五色的关系，以分析药理之作用。他说："色赤者入血，色白者走气。赤圆者象心，白瓣者象肺，紫尺者益脾，香圆者入胃，径直青赤者走肝，双仁圆小者补肾，以形色之相类也。"(《侣山堂类辩·药性形名论》)丹参、赤芍、丹皮、茜草、红花之类，色赤故入血分；桔梗、白芷、白术等色白故入气分；枣仁之类，赤色属心，形圆象心，故可宁心之神；百合、贝母色白而结瓣，形色象肺，故可补肺润肺；厚朴之类状若紫尺，象形于脾，故可益中焦；佛手、香橼、枳壳、橘皮诸药，色香形圆而象胃，故有调胃之功效；其他如泽兰、瞿麦之属色青径直，故入于肝；沙苑子、五味子双仁补肾，故入于肾等，均从形色角度联系功效。

如防风，"防风茎、叶、花、实，兼备五色，其味甘，其质黄，其臭香，禀土运之专精，治周身之风证。盖土气厚，则风可屏，故名防风。风淫于头，则大风头眩痛。申明大风者，乃恶风之风邪，眩痛不已，必至目盲无所见，而防风能治之。又，风邪行于周身，甚至骨节疼痛，而防风亦能治之。久服则土气盛，故轻身"(《本经逢原·卷上：本经上品·防风》)。

如桑白皮，"桑名白桑，落叶后望之，枝干皆白，根皮作纸，洁白而绵，蚕食桑精，吐丝如银，盖得阳明金精之气。阳明属金而兼土，故味甘。阳明主燥而金气微寒，故气寒，主治伤中，续经脉也。五劳，志劳、思劳、烦劳、忧劳、恚劳也。六极，气极、血极、筋极、骨极、肌极、精极也。羸瘦者，肌肉消减。崩中者，血液下注。脉绝者，脉络不通。桑皮禀阳明土金之气，刈而复茂，生长之气最盛，故补续之功如此"(《本草崇原·卷上：本经上品·桑根白皮》)。

（4）以出产之地识功效

地凝质，主成物，酸苦甘辛咸，五行之味滋。《素问·五常政大论》

曰："五味所资，生化有薄厚，成熟有少多，终始不同……地气制之也。"地气本是指在泉之气，同时也受水土环境的制约。张志聪指出："学者欲知物性之精微，而五方生产之宜……亦当体认毋忽。"（《本草崇原·卷下：本经下品·附子》）

五方产地不同，药物在形色气味及药力大小上有一定的差别。如五味子产地有南北之殊，一如"南橘北枳"之理，"南产者，色红核圆；北产者，色红兼黑，核形似猪肾。凡用以北产者为佳"。如附子，以蜀地产出者为胜，"他处虽有，为薄不堪用"，以川中产者"得地土之专精"而力雄。如山药"气味甘平，始出中岳，得中土之专精，乃补太阴脾土之药，故主治之功皆在中土。治伤中者，益中土也；补虚赢者，益肌肉也；除寒热邪气者，中土调和，肌肉充足，则寒热邪气自除矣。夫治伤中，则可以补中而益气力；补虚赢，则可以长肌肉而强阴。阴强则耳目聪明，气力益则身体轻健，土气有余则不饥而延年"（《本草崇原·卷上：本经上品·薯蓣》）。如川芎，"芎藭气味辛温，根叶皆香，生于西川，禀阳明秋金之气化。名芎藭者，乾为天，为金；芎，芎隆也；藭，穷高也。皆天之象也，主治中风入脑头痛者，芎藭禀金气而治风，性上行而治头脑也。寒痹筋挛缓，急者，寒气凝结则痹，痹则筋挛缓急，弛纵曰级，拘挛曰急。芎藭辛散温行，不但上彻头脑而治风，且从内达外而散寒，故寒痹筋挛，缓急可治也"（《本草崇原·卷中：本经中品·芎藭》）。

中药有以出产水土环境辨者，如"水草、石草皆主在肾"。石斛生于石上，得水长生，是禀水石之专精而有强阴益精的功效；泽泻为水草，则能启在下之水津。再如寄居而生者，桑寄生，寄生于桑枝间，不假土力，赖得桑精之气，故可补人身之精气；茯苓，附松根而生，得松木之精华，借土气以结成，枚气味甘平，有土位中央而枢机旋转、上下交通之功。此皆是分析药物所由生，而得其性理。

如秦皮，注文说："秦木生于水旁，其皮气味苦寒，其色青碧，受水泽之精，具青碧之色，乃禀水木相生之气化。禀木气而春生，则风寒湿邪之痹证，及肤皮洗洗然之寒气，皆可治也。禀水气而清热，故主除热。目者肝之窍，木气盛，则肝气益，故治目中青翳白膜。发者，血之余，水精足，则血亦充，故久服头不白而轻身。"（《本草崇原·卷中：本经中品·秦皮》）张志聪认为秦皮生长于水边的环境，形成其青碧颜色的现象，认为其聚集了水泽之精华，所以具备木气和水气的特点，进而用于治疗相关病证。

如沙参，"生于近水之沙地，其性全寒，苦中带甘，故曰微寒，色白多汁，禀金水精气。血结惊气者，荣气内虚，故血结而惊气也。寒热者，卫气外虚，故肌表不和而寒热也。补中者，补中焦之精汁。补中则血结惊气可治矣。益肺者，益肺气于皮毛，益肺则寒热可除矣。所以然者，禀水精而补中，禀金精而益肺也。久服则血气调而荣卫和，故利人"（《本草崇原·卷上：本经上品·沙参》）。

（5）以入药部位识功效

各类药物，由于其入药的部位不同，功效也不相同，如"皮以治皮，节以治骨，核以治丸，子能明目，藤蔓者治筋，血肉者治血肉，各从其类"（《侣山堂类辩·药性形名论》）。古人也确有其用，如五加皮、海桐皮以治皮；松节、杉节等可以治骨病；荔枝核、橘核以治睾丸病证；青葙子、决明子等可以明目；络石藤、青风藤、海风藤可以治筋脉病；鹿角、龟甲、紫河车等可以补血肉之不足，等等。

张志聪还通过对比，发现形态类似药物的功效差异，如"防己、木通皆属空通蔓草。防己取用在下之根，则其性自下而上，从内而外；木通取用在上之茎，则其性自上而下，自外而内。此根升梢降，一定不易之理"（《本草崇原·卷中：本经中品·木通》）。

如瓜蒌，"凡草木之根，其性上升，梢杪子实，性复下降，物之理也。

瓜蒌蔓延结实，则根粉尽消，实黄赤而子白润，气味苦寒，是以天花粉能启阴液以上滋于心肺，瓜蒌实复能导心肺之气以下行，故本经主治胸痹"（《侣山堂类辩·瓜蒌》）。

（6）以生长采收时令识功效

对于药物与四时的关系，张志聪认为由于其生长采摘之不同而药效各异。他举例说："夏枯之草，夏收之术，半夏之生，麰麦之成，皆得火土之气面能化生；秋英之菊秋鸣之蝉，感金气而能制风；凌冬不凋者，得寒水之气而能清热：先春而发者，秉甲土之生而能生升。"（《侣山堂类辩·药性形名论》）在具体分析各药的时候，辨析也十分细致。

如女贞子，"三阳为男，三阴为女，女贞禀三阴之气，岁寒操守，因以为名。味苦性寒，得少阴肾水之气也；凌冬不凋，得少阴君火之气也；作蜡坚白，得太阴肺金之气也；结实而圆，得太阴脾土之气也；四季常青，得厥阴肝木之气也。女贞属三阴而禀五脏五行之气，故主补中、安五脏也。水之精为精、火之精为神，禀少阴水火之气，故养精神。人身百病，不外五行。女贞备五脏五行之气，故除百病，久服则水火相济，五脏安和，故肥健，轻身不老"（《本草崇原·卷上：本经上品·女贞实》）。

如栀子，"冬不陨叶，五月感一阴之气，生花六出，洁白芬香，得金水之气也。其实结于枝梢，圆小赤色，味苦性寒，乃阴中之阳，肾之心品也，故炒黑而成离中之虚，导心火以下交于肾"（《侣山堂类辩·栀子》）。

如款冬花，"气味辛温，生于关中，及雍州山谷溪水间，冬时发条，结蕊于冰雪中，故名款冬（西北气寒，冰雪至夏不消，款冬辛温，可为大热者矣）。土人谓之看灯花，又曰敲冰取款冬，谓在正月前半月采之，如过元宵灯节，花即大放矣，此阴中之阳升也。如形寒饮冷，肺气虚寒作喘者宜之。若阴火上炎，肺叶焦满，恐益消烁毁伤矣"（《侣山堂类辩·款冬花》）。

如枸杞，"枸杞根苗苦寒，花实紫赤，至严冬霜雪之中，其实红润可爱，是禀少阴水阴之气，兼少阴君火之化者也。主治五内邪气、热中、消渴。谓五脏正气不足，邪气内生，而为热中、消渴之病。枸杞得少阴水阴之气，故可治也。主治周痹风湿者，兼得少阴君火之化也。岐伯曰：周痹者，在于血脉之中，随脉以上，随脉以下，不能左右，各当其所。枸杞能助君火之神，出于血脉之中，故去周痹而除风湿。久服坚筋骨，轻身不老，耐寒暑。亦得少阴水火之气，而精神充足，阴阳交会也"（《本草崇原·卷上：本经上品·枸杞》）。

因五运六气生化不同，药物在气味厚薄、性用躁静、治保多少、力化深浅上有所差异，《素问·至真要大论》提出了"司岁备物"的思想。张志聪在《黄帝内经素问集注》注解时，提出了根据司岁之气采备药物的见解和范例，认为："少阴、少阳二火司岁，当收附子姜、桂之热物；阳明燥金司岁，则当收桑皮、苍术之燥物；厥阴风气主岁，则当收防风、羌活之风物；太阳寒水司岁，则当收芩、通、大黄之寒物；太阴土气司岁，则当收山药、黄精之类甘平、甘温之品。"

（7）以四气五味识功效

四气五味，有寒热温凉、酸苦甘辛咸之不同，每药均有其性，其药性与作用关系密切。张志聪认为："甘温者补，苦寒者泻。"此说与李中梓"寒凉泻实，温热补虚"观点相一致。只不过张志聪除强调四气之外，尚注重五味之甘苦，认为甘可补中缓急，入于脾胃，故多补益，如黄芪、白术、人参诸品；苦为火味，有苦坚苦泻之功，故可泻实，如黄连、黄芩、黄柏、栀子、大黄诸品。

如杏仁，"杏仁气味甘苦，其实苦重于甘，其性带温，其质冷利。冷利者，滋润之意，主治咳逆上气者，利肺气也。肺气利而咳逆上气自平矣。雷鸣者，邪在大肠。喉痹者，肺窍不利。下气者，谓杏仁质润下行，主能下气。气下则雷鸣，喉痹皆愈矣。产乳者，产妇之乳汁也。生产无乳，杏仁能通之。金疮者，金刃伤而成疮也。金伤成疮，杏仁能敛之。寒心奔豚者，肾脏水气凌心而寒，如豚上奔。杏仁治肺，肺者金也，金为水之母，母能训子逆。又，肺气下行，而水逆自散矣"（《本草崇原·卷中：本经中品·杏仁》）。

2. 用药特色

（1）钩沉《神农本草经》经义

张志聪注意到金元以后医家在本草药性研究时不遵《神农本草经》，造成对药性、功效的谬解和误用。

如"葳蕤"，张志聪指出："葳蕤润泽滑腻，禀性阴柔，故《本经》主治中风暴热，古方主治风温灼热，所治皆主风热之病。近医谓葳蕤有人参之功，无分寒热燥湿，一概投之，以为补剂，不知阴病内寒，此为大忌。盖缘不考经书，咸为耳食所误。"（《本草崇原·卷上：本经上品》）史上认为"葳蕤有人参之功"者，如明代李中梓《本草通玄》谓："甘平入脾，柔润入肾，故能补中益气，逐热除蒸，治一切不足之症。用代人参，不寒不燥，大有殊功。朱肱用治风温，亦为其能去风热与湿也。但性味平和，力量宽缓，譬诸盛德之人而短于才者山。水浸半日，饭上蒸透。"（《本草通玄·卷上·葳蕤》）

如"柴胡"条，张志聪对"后人有病在太阳而用柴胡，则引邪入于少阳之说"加以辩论，认为："柴胡乃从太阴地土、阳明中土而外达于太阳之药也。故仲祖《卒病论》言：伤寒中风，不从表解太阳之气逆于中土，不能枢转外出，则用小柴胡汤达太阳之气于肌表。是柴胡并非少阳主药……此庸愚无稽之言，后人宗之，鄙陋甚矣。"（《本草崇原·卷上：本经上品·柴胡》）

如"防风"，张志聪例举前人说法作为批评对象。如"元人王好古曰：病头痛、肢节痛、一身尽痛，非羌活不能除，乃却乱反正之主君药也。李东垣曰：防风治一身尽痛，随所引而至，乃卒伍卑贱之职也。愚按：《神农》以上品为君，羌活、防风皆列上品，俱散风治病，何以贵贱回别若是。后人发明药性，多有如此谬妄之论，虽曰无关治法，学者遵而信之，陋习何由得洗乎"（《本草崇原·卷上：本经上品·防风》）。其依据《神农本草经》记载"防风……主大风头眩痛……风行周身，骨节疼痛烦满"的经文，对前人重羌活轻防风的错误认识，加以辨正。

如"橘皮"，张志聪评价李东垣的有关认识。如"愚按：上古诸方，只曰橘皮个用不切，并无去白之说。李东垣不参经义，不礼物性，承《雷敩炮制》谓：留白则理脾健胃，去白则消痰止嗽。后人习以为法，每用橘红治虚劳咳嗽。夫咳嗽非只肺病，有肝气上逆而咳嗽者，有胃气壅滞而咳嗽者，有肾气奔迫而咳嗽者，有心火上炎而咳嗽者，有皮毛闭拒而咳嗽者，有脾肺不和而咳嗽者。《经》云：五脏六腑皆令人咳，非独肺也。橘皮里有筋膜，外黄内白，其味先甘后辛，其性从络脉而外达于肌肉、毛孔，以之治咳，有从内达外之义。若去其白，其味但辛，只行皮毛，风寒咳嗽似乎相宜，虚劳不足，益辛散矣。后人袭方书糟粕，不穷物性本原，无怪以讹传讹，而莫之止。须知雷敩乃宋人，非黄帝时雷公也。业医者当以上古方制为准绳，如《金匮要略》用橘皮汤治干呕哕，义可知矣。《日华子》谓：橘瓤上筋膜，治口渴吐酒，煎汤饮甚效。以其能行胸中之饮，而行于皮肤也。夫橘皮从内达外，凡汗多里虚，阳气外浮者，宜禁用之"（《本草崇原·卷上：本经上品·橘皮》）。

如对芍药性味的判定，张志聪指出："芍药气味苦平，后人妄改圣经，而曰微酸。元明诸家相沿为酸寒收敛之品，凡里虚下利者，多用之以收敛。夫性功可以强辩，气味不可讹传，试将芍药咀嚼，酸味何在？又谓：新产妇人忌用芍药，恐酸敛耳。夫《本经》主治邪气腹痛，且除血痹寒热，破坚积疝瘕，则新产恶露未尽正宜用之。若里虚下利，反不当用也。又谓：

白芍、赤芍各为一种，白补赤泻，白收赤散，白寒赤温，白入气分，赤入血分，不知芍药花开赤白，其类总一。李时珍曰：根之赤白，随花之色也。卢子由曰：根之赤白，从花之赤白也。白根固白，而赤根亦白，切片，以火酒润之，覆盖过宿，白根转白，赤根转赤矣。今药肆中一种赤芍药，不知何物草根，儿医、疡医多用之。此习焉而不察，为害殊甚。愚观天下之医，不察《本经》，不辨物性，因讹传讹，固结不解，咸为习俗所误，宁不悲哉。"（《本草崇原·卷中：本经中品·芍药》）

（2）用药讲究顺应四时

对药物的运用，除针对病情用药外，张志聪还主张要运用升降浮沉之理论以顺应四时之顺逆。他说："春宜用升，以助生气；夏宜用浮，以助长气；秋时宜降，以顺收令；冬时宜沉，以顺封藏，此药性之宜顺四时者也。春气温，宜用凉；夏气热，宜用寒；秋气凉，宜用温；冬气寒，宜用热。此用气之宜逆四时者也。"（《侣山堂类辩·四气逆从论》）一年四季，春升夏长秋收冬藏，春温夏热秋凉冬寒。人在自然界中，顺应自然界阴阳之气的变化，所以《内经》言四时养生，《四气调神论》专论人之起卧行动，应顺应四时。药物之应用，也应注意这一特点，处方用药在不同季节应考虑人体的机能状态，以顺应自然而调养人体，达到祛病健身的目的。

（3）用药兼顾地土方宜

一方水土养一方人，不同地域人的体质禀赋具有一定差异。张志聪在临床用药时，也关注到了这一现象，因而从剂量和用法上加以区分。如《本草崇原·大黄》曰："大黄抑阳养阴，有安和五脏之功，故无毒，而《本经》名曰黄良。但行泄大迅，下瘀破积，故别名将军，而列于下品。西北之人，土气敦厚，阳气伏藏，重用大黄，能养阴而不破泄；东南之人，土气虚浮，阳气外泄，稍用大黄，即伤脾胃。此五方五土之有不同也。又总察四方之人，凡禀气厚实，积热留中，大黄能养阴而推陈致新，用之可也；

若素虚寒，虽据证当用大黄，亦宜量其人而酌减，此因质禀之有不同也。"

（4）发掘先贤药物用法

张志聪在研究《本经》时，对常人易忽略的药物用法和适用范围等，或用自己的语言，或以前贤文献为依据，提示扩展临床用药思路。

如白术，张志聪认为："白术气味甘温，质多脂液，乃调和脾土之药也……太阴主湿土而属脾，为阴中之至阴，喜燥恶湿，喜温恶寒。然土有湿气，始能灌溉四旁，如地得雨露，始能发生万物。若过于炎燥，则止而不行，为便难脾约之证。白术作煎饵，则燥而能润，温而能和，此先圣教人之苦心，学者所当体会者也。"（《本草崇原·卷上：本经上品·白术》）因此，白术能够位列上品，久服轻身延年不饥。

如蛇床子，张志聪引李时珍的观点，认为："蛇床子，《神农》列之上品，不独助男子，且有益妇人，乃世人舍此而求补药于远域。且近时但用为疮药，惜哉。"（《本草崇原·卷上：本经上品·蛇床子》）蛇床子，现代临床多用于皮科、外科，较少用于内服。据《本经》记载："蛇床子，气味苦辛，无毒。主男子阴痿湿痒，妇人阴中肿痛，除痹气，利关节，癫痫，恶疮。久服轻身，好颜色。"

如干地黄，张志聪特别突出了其能够补土健胃、补益精血的作用，其一"主治伤中者，味甘质润，补中焦之精汁也"；其二主治"血痹，犹脉痹。逐血痹者，横纹似络脉，通周身之经络也。得少阴寒水之精，故填骨髓"；其三由于地黄"得太阴中土之精，故长肌肉"。因此，"久服则精血充足，故轻身不老"，这一认识可谓渊源有自。其实，地黄在宋前的临床应用，绝非今日养血益精、育阴清热之限，借以补土健胃乃其另一端。兹略举例。如《千金》地黄散"主益气调中补绝，令人嗜食除热"，药只生地黄一味，说明其作用有二：一、除热，二、调中补绝、健胃嗜食。关于地黄健胃问题，其实《肘后备急方》为嚆矢，《备急千金要方》循其后，而《太平圣惠方》广其用，如《太平圣惠方》曰"治劳热咳嗽，四肢无力，不能饮食"，用生地黄汁、蜜、青蒿汁味，方中青蒿清热，白蜜养胃，而生地黄汁清热润肺、健胃补中，两全其美，持为主药。地黄补土健胃的学验，旁开《本经》《名医别录》（简称《别录》），是魏、晋、唐、宋的长期医疗实践中的经验积累和总结，弥足珍贵。

（5）搜集时医用药经验

张志聪在论述药物功效时，常引用自己和其他医生的临床经验，用实例加以说明。

如肥皂荚，原文说："近时疡医用肥皂肉捣，署无名肿毒。用核仁，治鼠瘘疽痔。方上游医，用为吐药，治癥瘕痞积。内科用者，盖鲜焉。"（《本草崇原·卷中：本经中品·肥皂荚》）提示临床内科医生注意肥皂荚的运用。

如地肤子具有治疗膀胱热、利尿的作用，张志聪解释说："地肤子气味苦寒，禀太阳寒水之气化，故主治膀胱之热而利小便。膀胱位居胞中，故补中而益水精之气久服则津液滋灌，故耳目聪明，轻身耐老。"并举案例加以说明，"虞抟《医学正传》云：抟兄年七十，秋间患淋，十余日，百方不效，后得一方，取地肤草，捣自然汁服之，遂通。至贱之物，有回生之功如此，是苗叶亦有功也"（《本草崇原·卷上：本经上品·地肤子》）。

（6）辨析近似药物性能

因药名近似，时人常常会对药物的性能产生混淆。张志聪在《本草崇原》中，尤为注意阐述相似药物性能的鉴别。

如论述苍术和白术的功效差异，张志聪说："白术性优，苍术性劣，凡欲补脾，则用白术；凡欲运脾，则用苍术；欲补运相兼，则相兼而用。如补多运少，则白术多而苍术少。运多补少，则苍术多而白术少。品虽有二，实则一也。《本经》未分苍白，而仲祖《伤寒》方中，皆用白术，《金匮》

方中，又用赤术，至陶弘景《别录》，则分而为二，须知赤白之分，始于仲祖，非弘景始分之也。赤术，即是苍术，其功用与白术略同，故仍以《本经》术之主治为本，但白术味甘，苍术兼苦，白术止汗，苍术发汗，故止汗二字，节去不录。后人谓苍术之味苦，其实苍术之味甘而微苦。"(《本草崇原·卷上：本经上品·苍术》)

如论述人参与沙参的性味不同，张志聪说："《本经》人参味甘，沙参味苦，性皆微寒。后人改人参微温，沙参味甘，不知人参味甘，甘中稍苦，故曰微寒。沙参全寒，苦中带甘，故曰微寒。"(《本草崇原·卷上：本经上品·沙参》)

如柴胡、升麻和细辛都具有升达太阳的性能，张志聪辨析说："柴胡、升麻，皆达太阳之气，从中土以上升，柴胡从中土而达太阳之标阳，升麻兼启太阳之寒水，细辛更启寒水之气于泉下，而内合少阴，三者大义相同，功用少别。具升转周遍之功，故又名周麻。防风、秦艽、乌药、防己、木通、升麻，皆纹如车辐，而升麻更觉空通。"(《本草崇原·卷上：本经上品·升麻》)

在《侣山堂类辩》中，张志聪对《本草崇原》中30余种药物，又补充做了深入的解释与辨析。

如"姜附辩"，张志聪从干姜、附子两种药物在人体中发挥作用的部位不同进行解析，指出，干姜主要用于中焦病证，附子主要用于下焦病证；同时，生、熟附子的功效也有差异。他说："干姜、甘草、人参、白术、黄芪，补中气之品也，是以吐伤中气者，用理中圆，乃人参、甘草、干姜、白术四味。附子乃助下焦之生气者也，是以手足厥冷，脉微绝者，用四逆汤，乃附子、干姜、甘草三味。夫启下焦之生气者宜生附，补下焦之元气，或汗漏不止，而阳欲外脱者，宜熟附以固补之。盖元气发原于下，从中焦而达于四肢，故生气欲绝于下者，用下焦之附子，必配中焦之甘草、干姜，或加人参、白术。若止伤中气，而下焦之生原不伤者，止用理中，而不必附子矣。不格物性中下之分，不体先圣立方之意。有以生附配干姜，补中有发，附子得生姜则能发散之说者；有以附子无干姜不热，得甘草则性缓之说者。盖以姜、附为同类，疑惑后人，误事匪细。如生气欲绝于下，所当急温者，若不用附而以姜试之，则不救矣！"

（7）辨明药物使用剂量

"细辛不过钱"之说由来已久，但是人们往往对这句话产生原因不甚了解，却又不去深究，造成临床应用的疑惑。张志聪对此说法加以辨析，以正视听。他说："细辛乃《本经》上品药也，味辛臭香，无毒。主明目利窍。宋元祐陈承谓：细辛单用末，不可过一钱，多则气闭不通而死。近医多以此语忌用，嗟嗟。凡药所以治病者也，有是病，服是药，岂辛香之药而反闭气乎？岂上品无毒而不可多服乎？方书之言，俱如此类，学者不善详察而遵信之，伊黄之门，终身不能入矣。"（《本草崇原·卷上：本经上品·细辛》）张志聪一方面说明了细辛不过钱的量是用于散剂，另一方面强调有是证用是药，胆大心细，不必拘泥。

（8）司岁备物炮制助力

"司岁备物"，是《素问》中提出的药物择时采摘以保持较佳功效的一种理论认知和实践方法。张志聪对此原理加以说明，认为"凡物性有寒热温清燥润，及五色五味。五色五味以应五运，寒热温清燥润以应六气，是以上古司岁备物。如少阴君火，少阳相火司岁，则备温热之药。太阳寒水司岁，则备阴寒之药。厥阴风木司岁，则备清凉之药。太阴湿土司岁，则备甘润之药。阳明燥金司岁，则备辛燥之药。岐伯曰：司岁备物得天地之专精，非司岁备物则气散也。后世不能效上古之预备，因加炮制以助其力。如黄连水浸，附子火炮，即助寒水君火之火"（《本草崇原·卷上：本经上品·黄连》）。但是后人不解炮制的意图，往往采用一些不恰当的方法，以至于减损药物的功效。张志聪指出："如黄连水浸，附子火炮，即助寒水、君火之以。后人不体经义，反以火炒黄连，尿煮附子。寒者热之，热者寒之，是制也，非制也。譬之鹰犬之力，在于爪牙。今束其爪，缚其牙，亦何贵乎鹰犬哉。"

（9）明于药性阐释经方

由于张志聪对本草的研究十分深入，这为其在解析经方方义的时候，带来不少便利。一方面对单味药的理解相对深刻，另一方面对药物之间组合效应，解释得也比较清晰。

如解释桂枝汤方义说："本论云：桂枝本为解肌。盖三焦木火之气通会于肌腠，桂为百木长，气温色赤，秉木火之性，主助肌中之气，以解肌表之邪；芍药气味苦平，花开赤白，放于二气之中，得少阴君火之气，主益神气以助肌中之血，肌腠之血气调和而邪自不能容矣；甘草、生姜宣达中胃之气，而辛甘发散；大枣色黄味甘，脾之果也，主助脾气之转输而为胃行其津液。汗乃水谷之津，故啜热稀粥以助药力，中焦之津液外布，即有留舍之邪与汗共并而出矣。"（《伤寒论集注·卷第一·桂枝汤方》）可见，其对于每一味药及药物间的配伍关系，都解释得十分仔细。

如解释《金匮》肾气丸方义，张志聪从阴阳互根互化、脏腑相关的角度，将其中每一味药物的药性特点与发挥效用，介绍得明白透彻。张志聪说："肾气丸乃上古之圣方，藏之'金匮'，故名'金匮'方。夫人秉先天之阴阳水火，而生木火土金之五行。此方滋补先天之精气，而交通于五脏，故名肾气丸。用熟地黄八两，以滋天乙之精。八者，男子所得之阴数也。用附子一枚重一两者，以资地二之火，两为阴数之终，一乃生阳之始，助阴中所生之阳。盖两肾之水火互交，阴阳相合，是以用地黄、附子，以助先天之水火精气者也。用桂通肾气以生肝。桂色赤，而为百木之长，肝主血而属木也。古方原用桂枝。用牡丹皮通肾气，上交于心脾。丹属火而主血，牡乃阴中之阳升也。夫肾与肺，皆积水也。泽泻能行水上，复能泻水下行，主通水天之一气。是以配肉桂、丹皮、泽泻者，导肾脏之水火，上交于四脏者也。茯苓归伏心气以下交，山药培养脾土以化水。山茱萸乃木末之实，味酸色赤，复能导肝气交通于肾。是以配茯苓、山药、山萸、泽泻者，导四脏之气而下交于肾也。心、肺为阳，故用三两之奇；肝、脾为阴，故用四两之偶。此培养精神气血，交通五脏五行之神，方不可缺一者也。"(《侣山堂类辩·〈金匮〉肾气丸论》)

如解释葛根汤方义说："葛根藤引蔓延，能通经脉，为阳明宣达之品，主治太阳经脉之邪；麻黄中空而象毛孔，主散表邪，配桂枝汤助津液血气充于肌腠皮肤故取微似汗，而病可愈。"(《伤寒论集注·卷一·葛根汤方》)可谓言简意赅。

张志聪还对前人所谓"栀子为吐药"的错误认识，进行了批驳，认为："栀子凌冬不凋，得冬令水阴之气，味苦色赤形圆小而象心，能启阴气上资于心，复能导心中之烦热下行。豆乃肾之谷色，黑性沉署，熟而成轻浮，主启阴藏之精上资于心、胃，阴液上滋于心而虚烦自解，津液还入胃中而胃气自和。夫气发原于下而生于中，若少气者，加甘草以和中；呕者，中气逆也，加生姜以宣通。曰少气者，谓栀子豉汤之从下而中；曰呕者，由中而上也。本方栀子原无'炒黑'二字，栀子生用，其性从下而上，复从上而下。若炒黑则径下而不上矣。陆氏曰：首节论栀子从下而上，以下论栀子从上而下，故末节曰：病人旧微溏者，不可与服之。按：元人王好古曰：本草中并不言栀子能吐，奚仲景用为吐药，嗟！嗟！仲祖何曾为吐药耶？即六节中并不言一吐字，如瓜蒂散证，则曰：此为胸有寒也，当吐之。况既汗、吐后，焉有复吐之理？此因讹传讹，宜为改正。沈氏曰：治伤寒虽有汗、吐、下三法，而本论四百七十四证内用吐者，止二三证，复列医吐之过者数条，盖吐则伤膻中之宗气，伤中焦之胃气，故不轻用也。"(《伤

寒论集注·卷一·栀子生姜豉汤方》）日人丹波元简评价道："本方，成氏而
降诸家，率以为吐剂，特志聪、锡驹断为非吐剂，可谓卓见矣。"（《伤寒论
辑义·卷二》）

张志聪对于经方的解释，善于以气化药性说为基础，联系病机而广泛
发挥，尽管个别有其牵强之处，但这种理论探讨与创新的方式，被后人广
为采用，影响深远。

张志聪

临证经验

张志聪论著虽多，然于临证介绍相对较少，兹于《侣山堂类辩》中析出若干，以说明之。

一、问诊结果须加鉴别

问诊时临床常用的诊查方法之一。《素问·移精变气论》曰："治之极于一，一者因得之。闭户塞牖，系之病者，数问其情，以从其意。得神者昌，失神者亡。"只有找到疾病之病因病机，才可针对性地采取治疗措施。张志聪认为："夫病又有脉证之相应者，有不相应者，有病久而重感于新病者，有外感风寒，而复内伤五志，病不以次入而乘传者，故当详审其受病之因，所病之苦，察其志意得失，神气存亡，饮食嗜欲，居处房劳，参合脉证，以意逆之，然又不可惑于病家之言而无果断也。"（《侣山堂类辩·问因论》）由于临床表现的复杂性，以及患者发病原因的差异性，临床需要认真辨别，仔细询问，加以甄别。张志聪举了自身的案例，加以说明。

案例

予治一少年，伤寒三四日，头痛，发热，胸痛不可按。病家曰：三日前因食面而致病者。予曰：不然。面饭粮食，何日不食？盖因外感风寒，以致内停饮食，非因食面而为头痛发热者。故凡停食感寒，只宜解表，不可推食。如里气一松，外邪即陷入矣。夫食停于内，在胸下胃脘间按之而痛。今胸上痛不可按，此必误下而成结胸。病家云：昨延某师，告以食面之因，医用消食之药，以致胸中大痛。予诊视外证尚有，仍用桂枝汤加减，一服而愈。（《侣山堂类辩·问因论》）

按语：此则医案，患者出现了类似外邪入里的症状，曾为他医做食积治疗，继而病情加重。张志聪通过分析病情，认为患者家属所说"因食面而致病"只是表面，从症状分析，胸中痛不可按，而非按之而痛，当属误下结胸证。但考虑到外邪未解的表现，应属邪气并未完全入里，故采用桂枝汤解表而愈。

案例

又一邻女，处十三四，始出痘，至七八日，浆尚未化，医措药竟。其父云：家中事务，俱是此女料理，平日极辛苦者。医闻之，复大加黄芪、白术，服后甚觉不安。次日，医知误投芪、术，复用清凉解毒，角刺、甲片攻之，毒不能化，遂成不救。（《侣山堂类辩·问因论》）

按语：由此案可知，临床上常可遇到患者家属提供很多无效甚至是误导信息，需要加以甄别，避免出现误治的情况出现。

二、发汗利水治疗水肿 🦤

发汗利水法是临床常用治疗水肿的方法。张志聪认为，通过发汗而利水，需要分别所发之汗的来源，指出"夫汗之生源有二：一出于充肤、热肉之血，血之液化而为汗，此表汗也；一出于阳明胃腑，乃水液之汗也。是以表汗止可微取，恐血液伤而阳气脱；若水液之汗，不妨如水淋漓"。只有出于阳明胃腑的水液之汗，才能够畅快淋漓地加以透发。

在发汗时，要依据阳化水气与肺主皮毛的原理，通利肺气，譬如提壶揭盖。张志聪说："麻黄汤发表之剂也，麻黄空细如毛，能开发皮毛间之闭邪。植麻黄之地，冬不积雪，能通阳气于至阴之下。又肺主皮毛，故配杏子以利肺气，盖内窍通而外窍始通也。如配石膏，乃直从阳明而发水液之汗，又非发表之剂矣。配一味即大相径庭，立方加减，可轻忽欤！如小便不利者，用麻黄、杏子配八正散，内加二味，其应如响，盖外窍通而内窍通，上窍通而下窍即利矣。"

案例

予在苕溪，治一水肿者，腹大，肤肿，久服八正散、琥珀散、五子、五皮之类，小便仍淋沥，痛苦万状。予曰：此虽虚证，然水不行则肿不消，肿不消则正气焉能平复？时值夏月，予不敢用麻黄，恐阳脱而汗漏不止，以苏叶、防风、杏子三味，各等分，令煎汤温服，覆取微汗，而水即利矣。次日至病者之室，床之上下，若倾数桶水者，被褥帏簿，无不湿透。病者云；昨服药后，不待取汗，而小水如注，不及至溺桶，而坐于床上行之，是以床下如此也。至天明，不意小水复来，不及下床，是以被褥又如是也。今腹满、肿胀俱消，痛楚尽解，深感神功之救我。予曰：未也。此急则治其标耳！子之病因火土伤败，以致水泛，乃久虚之证也。火即人之元气，必待脾气、元气复，而后可保其万全。予即解维，写一六君子方去甘草，加苍术、厚朴、炮姜、熟附子，每日令浓煎温服；即以此方令合丸药一料，每日巳、未时服之，即止其汤药。半载后，病者之兄，备土物来谢曰：吾弟已全愈矣。予曰：如此之证，水虽行而正气不复，后仍肿胀而死者比比，此命不应绝，非予之功也。虽然邪之所凑，其正必虚，若初肿之时，行去其水，正气易于平复，医者不知发汗行水之法，惟以疏利之药利之，肿或减而无尾闾之泄，犹以邻国为壑耳！如久服疏利之药，则正气日消，水留日久，则火土渐灭，然后以此法行之，无济于事矣！（《侣山堂类辩·发汗利水辩》）

按语：此为治疗水肿的案例，治疗环节有三点较为突出：一是分清标本缓急，急则治标，先将身体多余水液通过发汗的方式，泄出体外，为后续扶正清除障碍；二是因时制宜，根据夏令时节，避免过用发汗峻药麻黄，而采用相对缓和的苏叶、防风，同样收效且不伤正；三是及时扶正，防止病复，抓住了"火土伤败"的病机，从温补脾肾入手，杜绝水肿再次发生。

三、解表法治乳痈鼠瘘

《素问·生气通天论》曰："开阖不得，寒气从之，营气不从，逆于肉理，乃生痈肿。"外科疮疡类疾病的发生，大都有外邪侵袭的因素。邪气通过皮毛腠理而入，影响腠理开阖功能，郁久化热，就会发生疮痈。

案例

一妇人产后，乳上发痈，肿胀将半月，周身如针刺，饮食不进。余诊之，六脉沉紧有力，视左乳连胸胁皆肿。予用麻黄、葛根、荆、防、杏子、甘草、石膏，令温服取汗。次日复视之，曰：昨服药后，身有大汗，而周身之痛尽解，乳上之肿胀亦疏，饮食亦进。（《侣山堂类辩·乳痈鼠瘘辩》）

按语：妇人产后，气血虚弱，汗孔开合功能不佳，容易招致邪气。张志聪认为"风寒外壅，火热内闭，营卫不调，以致肿痛"，是本病的主要病机。故而采用发汗解表的方法能够奏效。这与很多医生常用的清热解毒之法有根本的不同，毛窍一开，邪气得透，营卫流行，火郁而发之。

案例

又老妪，两颊浮肿，每边有核如梅子大。妪曰：予一侄女，因生鼠瘘而死，又一甥女，亦患鼠瘘而殁，今心甚忧之。余诊其脉，两寸口皆浮大，其证则头痛、发热。予曰：不妨，汝证乃风寒陷于脉中而为瘘，用解肌苏散之剂则愈，与侄女、甥女之瘘不同。二女子之瘘，其本在脏，其末在脉，原系恶疾，有灸刺之法，载在《内经》"骨空篇"中，能依法治之，亦不至于死。此缘失于救治者也。（《侣山堂类辩·乳痈鼠瘘辩》）

按语：此案病机为风寒陷于脉中，同样采用解表发汗法治疗而痊愈。

四、年少亦有中风之疾 🕊

中风是一种临床常见多发病证。张志聪认为："夫邪之中于人也，有皮肉筋骨腑脏之浅深，有阴阳寒热燥湿之气化。况风之善行而数变，是以伤于皮毛，则为头痛、发热、咳嗽、鼽涕之轻证；入于血脉，则肌肤不仁，或为疠疡，或为肿瘘；邪在肌肉筋骨，则为痛痹，或为拘挛，或为偏枯；邪入于腹，或为飧泄，或为燥结；邪入于腑，即不识人；邪入于脏，舌即难言，口唾痰涎。此邪入之有浅深，而病之有死生轻重也。夫天有六淫之邪，风有六气之化。邪袭于阳，则为热化；中于阴，则为阴寒。湿盛者，则痰涎上壅；燥盛者，则肠胃下结。邪气盛者，则病气形气皆盛；正气虚者，则病气形气皆虚。总属天之风邪，而人身中有寒、热、燥、湿、虚、实之化。"（《侣山堂类辩·中风论》）历代医家对此病证也有不同的理解，如河间谓中风主于火，丹溪谓主于痰，东垣谓主于气。还有医者认为中风之病，唯年老者有之。张志聪指出，这些均是"未明阴阳气化之道也。夫喎僻拘挛，目斜不语，在童稚则为急慢惊风，在少壮则为中风卒暴"（《侣山堂类辩·中风论》）。

案例

予侄女，年二十余，体甚丰厚，精神强旺，六月盛暑，恒贪风凉，临窗露卧。忽一日头大痛，身热，无汗，口不渴而躁，手足拘急，口眼喎斜。余诊之，六脉沉细。予曰：邪已入脏，此危证也。次日即不能言，口唾涎，药亦不受，病三日而死。（《侣山堂类辩·卷上·中风论》）

按语：脉象沉细，说明邪中较深，临床症状相对典型，张志聪认为青年人也会发作中风，道："如此之候，年少壮盛者比比，又非独于老人也。"医者不可拘泥于句下，应从临床实际出发，灵活思考，见机行事。张志聪说："《经》曰：夏伤于暑，冬伤于寒。是夏月止有风暑而无寒邪，即见阴寒之证，而宜于姜、附之热药者，乃邪中于里阴而不得阳热之化，非天之寒气也。夏月阳气尽发越于外，而里气虚寒。时下名流，咸以此证为中寒。予微哂之曰：是固知年少之无中风也。若谓少壮之人，血气充实，而不为风邪所中，是亦不应中寒、中暑矣。此习俗之固弊，牢不可破者也。"（《侣山堂类辩·中风论》）

张志聪分析了老年人中风病机，说："年老之人，天癸已绝，血气虚衰，腠理不密，故易于受风，且精气竭而痰火盛，是以有因痰、因火、因气之说焉。"（《侣山堂类辩·中风论》）但是从虚风邪气伤人的角度来看，无论老年人和年轻人平时都应该注意防范不正之邪气，即"夫客气邪风，中人多死。若五脏安和，元真通畅，不使形体有衰，病则无由入其腠理。《灵枢经》曰：八风之邪，皆从其虚之乡来，乃能病人。三虚相搏，则为暴病卒死。两实一虚，则为淋露寒热。其有三虚而偏中于邪风，则为击仆偏枯。故圣人避风，如避矢石。是圣人之教化，又何尝有年老少壮之分也"（《侣山堂类辩·中风论》）。

五、胃脘痈因气运处治

清顺治辛卯年（1651）中秋，即张志聪42岁时，在胃脘部发生痈疮，部位在鸠尾斜下右寸许，微肿不红，按之不痛，隐隐然如一鸡卵在内。时太医院判钱塘人姚应凤（字继元）善疡科，"视之曰：此胃脘痈也，一名捧心痛，速宜解散，否则有性命之忧。与一大膏药，上加末药二三钱"（《侣山堂类辩·戊癸合化论》）。

张志聪午间烘贴，至暮手足苏软，渐至身不能转侧，仰卧于书斋，心烦意乱。"至初更时，痈上起一毒气，从左乳下，至肋，下胁，入于左肾，入时如烧锥刺入，眼中一阵火光，大如车轮，神气昏晕，痛楚难言，火光渐摇漾而散，神昏始苏。过半时许，其气复起，其行如旧，痛楚如前，如此者三四次。予思之，此戊与癸合也，然腑邪入脏，自分必死，妄想此毒气不从胁下入肾，得从中而入于肠胃则生矣。如此静而行之，初次不从，二次即随想而仍从左乳下入于肠中，腹中大鸣，无从前之痛楚矣。随起随想，因悟修养之道，气随想而运用者也。运气法大能起鼓膈之证，劳怯咳嗽亦妙。至天明，大泄数次，胸膈宽疏。继元先生复视之曰：毒已解散，无妨事矣。予因问曰：膏药乃毒药耶？曰：非也。上撒之末药，名曰端午药，纯用砒霜、巴豆，于端午日配制，无此毒药，焉能透入皮肉之内？予曰：何不早言，昨晚以为必死于毒，今早始悟膏药中必有毒药，而得生于毒矣。毒药攻疾，有如此之妙也。"(《侣山堂类辩·戊癸合化论》)

到了第二年中秋，胃脘痈复发，张志聪仍用膏药、末药，毫无前番之状，而肿亦不消。"予因想运气之妙，经行坐卧，以手按摩，意想此毒气仍归肠胃而出，如此十余日而散。"(《侣山堂类辩·戊癸合化论》)

第三年中秋胃脘痈再次复发，张志聪对姚继元说："去岁膏药不应，今须另法治之。姚曰：部院刘公之夫人生此毒，曾别置末药，比前药更毒，贴之要起大泡，此药用去，无有不应。"(《侣山堂类辩·戊癸合化论》)张志聪如法贴上数日，患部并不起泡，而肿亦不消，其认为此证已顽，不受毒药之制。随即揭去膏药，用大艾圆迎头灸九壮，其毒随火气四散，此后胃脘痈便没有复发。张志聪认为这是气运使然，他说："予想阳明之毒，准在中秋金旺之时而发，初从毒攻而解，次随气运而散，后因胜制而消，因悟气运制化之道，有如此之妙用，五行合化之理，人与天地相参，即以此理推治百病，奇妙异常。王绍隆先生曰：业医人须病病经过，始得之矣。"(《侣山堂类辩·戊癸合化论》)

张志聪认为，首次患病痊愈是以毒攻毒的结果，二次患病痊愈是气运时间变化的结果，三次患病痊愈是运用五行之理以火克金的结果；进而体会到王绍隆先生说的，医生只有自身患病经历过，才能够真正抓住致病的要领。

张志聪

后世影响

一、历代评价 🦤

张志聪作为侣山堂的创始人，又是钱塘学派的代表人物，受到后世医家的广泛关注。

《清史稿》对张志聪学术生平的记载："张志聪，字隐庵，浙江钱塘人。明末杭州卢之颐、繇（原误。实指卢复、卢之颐）父子著书，讲明医学，志聪继之。构侣山堂，招同志讲论其中，参考经论，辨其是非。自顺治中至康熙之初，四十年间，谈轩、岐之学者咸归之。注《素问》《灵枢》二经，集诸家之说，随文衍义，胜明马元台本。又注《伤寒论》《金匮要略》，于《伤寒论》致力尤深，历二十年，再易稿始成。用王叔和原本，略改其编次。首列六经病，次列霍乱、易、复，并、湿、暍，汗、吐、下，后列辨脉、平脉，而删叔和《序例》，以其舆本论矛盾，故去之以息辨驳。辨成无己旧注，谓风伤卫，寒伤营，脉缓为中风，脉紧为伤寒，伤寒恶寒无汗宜麻黄汤，中风恶风有汗宜桂枝汤，诸说未尽当；而风寒两感，营卫俱伤，宜大青龙汤为尤谬。其注分章以明大旨，节解句释，兼晰阴阳血气之生始出入，经脉脏腑之贯通循行，使读论者取之有本，用之无穷，不徒求之糟粕，庶免终身由之而不知其道也。又注本草，诠释《本经》，阐明药性，本五运六气之理，后人不经臆说，概置勿录。其自著曰《侣山堂类辩》《针灸秘传》。志聪之学，以《素》《灵》《金匮》为归，生平著书，必守经法。遗书并行于世，惟《针灸秘传》佚。"（民国赵尔巽等《清史稿》卷五〇二《艺术一》）此说明张志聪学问之根柢在于中医经典，所注诸书目的在于教导医者理解医道，"庶免终身由之而不知其道"。

关于《黄帝内经素问集注》《黄帝内经灵枢集注》《本草崇原》《侣山

堂类辩》的成书，与历代注家的比较和学术影响，《续修四库全书总目提要》记载："《素问集注》九卷，《灵枢经集注》九卷：清张志聪撰。志聪字隐庵，钱塘人。明末杭州卢之颐父子究心医学，志聪继之，构侣山堂，招同志及门弟子讲论其中，参考经论。自顺治至康熙初年，谈轩岐之学者多归之。先注《伤寒论》《金匮要略》成，乃注《素问》《灵枢经》，历数十年而后竣事。案……志聪自序谓《素问》明病所由生，所载阴阳寒暑之所从、饮食居处之所摄、五运生制之所由胜治、六气时序之所由逆从，靡勿从其本而谨制之。《灵枢》明病所由治，荣卫血气之道路、经络脏腑之贯通、天地星时之所由法、音律风野之所由分，靡勿借其针而开导之。读《素问》而知病之所以起，读《灵枢》而知病之所以瘳，自是通论。其注集诸家之说，随文衍义，详赡胜于明马元台本。古籍历久残佚，窜乱附会，皆所难免，读者当就文研求，以窥精蕴，见仁见智，心得各存。后之黄元御所著《悬解》两书，动以错简攻击旧本，自伸己说，愈起纠纷，反不如随文衍义，便于学者平心探讨，为得尺得寸也。《四库》于《内经》仅收王冰、林亿、史崧旧本，明以后注本皆不录，持旨甚严，亦由可取者本自罕觏。窃谓如志聪之学有本原，墨守古籍，在明清之际转移医林风气，其书固不可尽废焉。"

"《本草崇原》三卷，《侣山堂类辩》二卷：清张志聪撰。志聪有《内经素问》《灵枢》集注等书，已著录。其研医学，必究本原，以轩岐、仲景为归，不杂后人臆说。是书诠释《本经》，阐明药性，本于五运六气之理。其言曰：后人纂集药性，不明《本经》，但言某药治某病，某病须某药，不探其原，只言其治，是药用也，非药性也。知其性而用之，则用之有本，神变无方；袭其性而用之，则用之无本，窒碍难通，故以《崇原》名其书。书中引证药用，多取仲景诸方以为之准，于宋金元明诸家新解，每驳斥之。志聪创始注释，高世栻集其成，传稿至乾隆中，同里王琦始刊入丛集，为近代注本草者精纯之作。或谓其推本运气，间近附会，非笃论也。《侣山堂类辩》上卷论病，下卷论药，皆于纂释古籍之余，自抒心得。其论病，集旧说之异同，参互错综，加以折衷；其论药，首列四论，综括大义，分论三十余种，乃《崇原》中未尽之义，因加辨析者。志聪殚精著述，学派最正，不徒以治效见长。《类辩》中'戊癸合化论'，载自患胃脘痛，每秋必发，自用旧贴之药加艾灸九壮，永不再发。又王琦跋载，粮道某患癃闭诸药罔效，志聪与补中益气汤升提之，服而愈，曰：不见水注子乎？闭其上而倒悬之，点滴不下，去其上之闭，而水自通流，非其法乎？其治效于此略见一斑。侣山堂为其聚集同志讲学之地，所著诸书皆传于世，惟《针灸秘传》一书，已刊而后无传本，为可惜云。"

对张志聪集注经典所做的贡献，以及注释的学术水准，浙江官医局评价道："从前注家，每于经文极难理会之处，强经就我，阙疑者居其半。惟隐庵集注，体贴入妙，凡经中章节字句均释得融洽分明，不愧长沙贤裔。"（《黄帝内经素问集注·凡例增补》）意即张志聪之前的注家，对于经典中的难点，多从自己主观角度出发，加以解释，还有很多逢疑则默的现象。而张志聪注解较为细致，从经文的章句入手，及介绍通篇章节的概要，又做了具体字词的阐释，颇为周到。此外，还提及陈修园通过研习张志聪与高士宗的论著，医学水平得到很大提升。如"隐庵与高士宗所著各书，陈修园亦未全读，观修园十六种可见矣。然辨症释方，已高出前代名医，凡时下狂瞽之谈，铲削殆尽，非力学好古诵法张高者不能"。

清光绪年间钱塘仲学辂素来服膺张志聪之学术造诣，其为《黄帝内经素问集注》《黄帝内经灵枢集注》所做跋文说："（《内经》）汉后注家林立，迄无一当，李士材历诋其失，汪切庵复踵其讹，而是经益不明于天下矣。长乐陈修园，欲度迷津，特开觉路，爰于《三字经》中，叙医学源流以告人曰：大作者推钱塘。钱塘谓张隐庵，高士宗也。"跋中提到的陈修园，为清代著名医家，著作颇丰且流传甚广，对于清季医学风气具有重要影响。所著《医学三字经》中曾评价说："张志聪，号隐庵；高世栻，号士宗。俱浙江钱塘人也。国朝康熙间，二公同时学医，与时不合，遂闭门著书，以为传道之计。所注《内经》《本草经》《伤寒论》《金匮》等书，各出手眼，以发前人所未发，为汉后第一书。"

张志聪的学术思想，在清季民初仍然颇有影响。如新安名医汪莲石在其所著《伤寒论汇注精华》中，认为张志聪在《伤寒论》研究方面有突出地位。如"《伤寒》一书……惟江西喻氏、钱塘二张、长乐陈氏，俱能发挥透辟……二张则以五运六气，援引《内经》以为指证，使《论》中精谊，了然纸上，有功后学不少"。汪莲石为民国名家恽铁樵、丁甘仁业师，此二人为浙江兰溪和上海中医专门学校创办者。由此可测，张志聪的学术主张，对后世中医学发展的影响相当深远。

二、学派传承

张志聪不仅是侣山堂的创始人，更是钱塘医派的集大成者。如前所述，明末清初，浙江钱塘（今杭州市）曾出现我国医学史上鲜有之繁华局面，医家云集，人才荟萃，习岐黄之学者咸向往之，可谓盛极一时。清·王琦云："自顺治至康熙之初四十年间，外郡人称武林为医薮。"钱塘为当时海内外医家心目中向往之地，主要是因为史称"钱塘三张"（张遂辰、张志聪、张锡驹）的钱塘医派有着杰出的表现。

（一）代表人物

钱塘医派延续至清末光绪年间，历经200余年其阵容之强大，杰出人物之众多为中国医学史上历代学术流派所罕见。仅据史料记载，其有同门及师生关系的医家就有40余人。卢之颐为学派开创人物，聚众讲学；张卿子尊敬崇古，创维护旧论。此二人前已论述，此不复赘。

与张志聪同时拜在张遂辰门下的，还有张锡驹和高士宗。此二人在张志聪殁后，延续钱塘医派学风，在中医经典研究和阐释方面，做出了重要贡献。

张锡驹，字令韶，钱塘人。生于明崇祯十七年（1644），卒年不详。张锡驹与张志聪虽同乡而非同师，其学术观点也秉承张遂辰之学，主张维护《伤寒论》原有编次，故后世将其三人誉为"钱塘三张"。

张锡驹对《伤寒论》的研究用力较深，所撰《伤寒直解》基本上"依隐庵《集注》之分章节"，只是删去了"伤寒例"，移"痉湿暍"于"易复"篇后，并于书末另附《伤寒附余》1卷，以图发挥。是书文字通俗，质朴不浮，问世后流传较广，深为医家所重。清·薛公望曾编写《伤寒直解证歌诀》，更便于医家习诵。与张志聪不同的是，张锡驹更强调《伤寒论》在临证中的指导作用，不但在当时将钱塘医派的尊经思想进一步突出，而且对后世医家重视《伤寒论》等经典医籍的研习与指导临证的作用也产生了很大的影响。此外，他还非常重视养护胃气治伤寒，著述了《胃气论》一书。

高世栻，字士宗，钱塘人。生于明崇祯七年（1634），卒年不详。高世栻少时家贫，童年丧父。因科举不中，就在倪冲之门下学医。于23岁时挂牌行医，时颇有称许者。28岁时患痢疾甚重，自治未见好转，请他医治疗无效，最后竟不药而自愈。为此，感叹"医治我若是，我治人想亦若是，菅是草人命也"（《医学真传·先生自述》），于是发奋再学，穷究医理。时闻张志聪之名，乃投奔之，一学就是10年之久。而后，高世栻医术大进，每遇一证，必究其本而探其原，处方用药，不同流俗。《清史稿》称高世栻"乃从张志聪讲论轩岐、仲景之学，历十年，悉窥精奥"。高世栻在张志聪处受益匪浅，可说是尽得真传。高世栻对老师极为崇拜，并一生追随。张志聪对高世栻也十分倚重，在《伤寒论集注》中称高世栻为"高子"。更可贵的是，高世栻并不把自己的著述工作放在首位，而是集毕生心血协助张志聪编注《伤寒论集注》。诚如他所说"隐师稿未成而抱肺病以逝"（《医学真传·先生自述》），最后由他纂集辑补而成，并使之付梓。《伤寒论集注》的文字能如此浅明，不能不说是得力于高世栻之功力。后高世栻又撰《素问直解》，并在校勘上下了很大的功夫。

光绪年间有仲学辂者，字昂庭，钱塘人，生卒年不详。曾任浙江淳安县教谕之职，晚年弃官一心学医。仲学辂博学多识，对医学经典钻研很深，本草功底尤为深厚。由于相隔年代久远，仲学辂和张志聪、高世栻及其门人弟子并无直接师承关系，但对他们的"尊经崇古"思想都极为赞同，并身体力行，自觉传承。仲学辂在钱塘开设的杭垣医局不仅为百姓诊治疾患，而且承袭侣山堂遗风，论医讲学，对医学经典详解开示。常有同道及弟子十余人聚集探讨，延续时间近20余年，一时传为美谈。清末战乱之际，张志聪、高世栻的重要医著，如《内经集注》《黄帝素问直解》等已罕有存者，大有失传之险。仲学辂集同道弟子不遗余力，广为搜集，终获完本，并付浙江官医局重刊，方使传载钱塘医派学术的医著流传至今。

在钱塘医派医著搜集与校刻方面做出重要贡献的还有王琦。王琦原名士琦，字载韩，一字载庵，号绂庵，又号琢崖，晚号胥山老人。清乾隆年间曾为诸生，生卒年不详。王琦与张志聪既是同乡又是邻居，长年居住在侣山堂附近，和张志聪、高世栻平生虽未能晤面，但"闻之耆老"，故颇为熟悉张、高二氏侣山堂聚徒讲学事迹，对之亦十分崇敬。王琦曾称"两君所著书，皆堪传世，张氏所辑者，俱已授梓行世，甫及百年，流传日少。其《针灸秘传》及《侣山堂类辩》二种，已难得购，余寻之有年，始得《类辩》一种。观其准古衡今，析疑纠谬，足为后学规矩准绳亟为重梓，以广其传"（《侣山堂类辩·跋》）。所刻钱塘医派医著6种除《侣山堂类辩》在此前有单刻本外，其他5种均自《医林指月》汇刻后方有历代翻刻本。

除此之外，在张志聪的存世著作中，我们还可以发现其同学及弟子的姓名。

张志聪的同学：高世栻（士宗）、莫承艺（仲超）、杨象乾（元如）、朱长春（永年）、倪朱龙（冲之）、仇时御（汝霖）、徐开先（振公）、徐桢（东屏）、王逊（子津）、闵振儒（士先）、张文启（开之）、尚纲（御公）、沈晋垣（亮宸）、吴嗣吕（懋光）、姚宗（士因）、余国锡（伯荣）、任充谦（谷庵）、赵尔功（庭霞）、卢冶（良候）。

张志聪的门人：朱景韩（济公）、王弘义（子劳）、黄绍姚（载华）、莫善昌（子晋）、徐永昌（公遐）、王庭桂（芳候）、金绍文（西铭）、倪昌大（仲宣）、朱轮（卫公）、莫瑕（子瑜）、倪昌世（仲玉）、莫善昌（云从）、曹镨（自玉）、曾时泰（玉阶）。

（二）学派特色

以张志聪为核心人物的钱塘医派，以侣山堂为基地，聚徒论医，开创了我国中医教育以讲学形式培养医学人才之先河；他们溯本求源，竭力维护经典医著的原貌，并首创集体编注医经之先例；他们精于临证，理、法、方、药循古训又善创新。钱塘医派各代医家尊经崇古学术思想一脉相承，办学讲医培养人才风气相袭，研究经典医籍前赴后继，并凸显出讲学研经与行医三位一体的特色。

钱塘医派的早期人物卢之颐，是我国中医教育聚徒讲学形式的首创者。卢之颐为完成父亲《本草纲目博议》而编撰《本草乘雅半偈》。多年之中，经常邀集地方名医在家中研议医学，并受大家推荐，讲解仲景学说与《内经》。最热烈的为明崇祯三年（1634），其时"武林诸君子大集余舍"，这在该书自序中有文字明确记载。渐而久之，卢之颐善讲医经的名声便传播开来，慕名者接踵，连已经拜在张遂辰门下的张志聪也时时前往听讲。耳闻目染，张志聪医学大进，同时受到启迪。他本来就一向重视经典医籍的研习，深恶时医之流弊，感到唯有讲学，方能洞本清源。于是继之而起，在自家诊所"侣山堂"开讲医学，并扩大规模，广聚同学。在侣山堂从学者常有数十人之多，有的学员一学就是 10 年，如后来传志聪衣钵的高世栻。其效果远非一般医家师徒传授可比。张志聪主持侣山堂讲学延续了 30 年，直至患肺病逝世。后志聪去世，清康熙三十四年（1695），侣山堂中止讲学年。第二年，高世栻便继承老师的讲学事业，使侣山堂继续开办了四年多。高世栻的弟子王子佳在《医学真传》开篇文字中言道："丙子春（康熙三十年），先生聚门弟子于侣山讲堂，讲学论道，四载有余。"清光绪年间，仲学辂在杭州（钱塘）开办杭垣医局，继承了侣山堂集医疗讲学与研经于一体的办学特色，传先师之学于后世。

钱塘医派聚徒讲学特色有四：其一，学员并非初习医者，大多为当时已出道多年的医家与世医弟子，甚至有许多颇有医名者，如张志聪、高世栻。为此，讲学起点高，教师必是学贯古今功底深厚与医术精湛者；学员要求高，出去后必为医术更精与临证水平更高者。其二，教学形式多样，既有讲授，更多讨论与辨析，学习气氛热烈与活跃。老师并非一人，凡有所长者均可开讲。如在侣山堂主讲的除了张志聪，还邀请了当时负有盛名的张开之、沈亮辰等医家，使得学员学术兼收并蓄，获取更广泛的知识。其三，既强调经典医籍与医学理论的研究，更注重临证实际与各种病证的剖析。传载钱塘医派讲学内容的两本教材，无论是《侣山堂类辩》还是《医学真传》，无不理论联系实际，均结合当时临证的主要病证，详解基础理论，阐明辨证施治，并力排只阅方书不明经论之时弊。其四，既出人才又出成果。张志聪、高世栻先后主持侣山堂讲学数十年，仲学辂办杭垣医局讲学 20 余年，在钱塘医派创办的这两处讲学之地，得到培养的学员有案可稽者就有四五十人，而名不见经传者恐怕更多。这些学员大多学有所成，医术大进。

历代对经典医著的整理研究在组织形式上大致有两种类型，一是由政府组织若干医家开展整理，二是医家们的个体行为。而钱塘医派对经典医籍的整理研究，既开创了民间集体研究之先例，又发端了集体撰注之新的著述形式。如卢之颐在其父《本草纲目博议》基础上编撰《本草乘雅半偈》18 年中，常借聚众论医讲学之际，倾听大家的意见并对中肯之议论无不采纳。张志聪的著述中凡对后世影响深远者如《内经集注》《伤寒论集注》无一不是在讲学之中与同学及门弟共同参论探求而成。

钱塘医派在医学经典研究中独辟蹊径，首开集体探讨分析与编注之风，这在文人相轻与医学秘不外传风气颇盛的封建社会实属难能可贵，其思想已有了近代科学研究意识。由于广开育路集思广益其研究成果倾注了师生同门弟子之智慧，研究水平自然就高过了历代。上述几种医著在当时乃至近现代，都是中医学著作中的佼佼者，至今都有着较大的参考价值与指导作用。他们对中医经典孜孜不倦地共同探讨，无疑也启迪了后世医家。

我国古代医学家有的精于医疗，不善著述；有的擅长著述，但医术不精。至于历代医学流派，能集临证、著述与讲学于一体者甚为鲜见，而三方面均有造诣者唯钱塘医派。钱塘医派的成员大多为临床医家，而他们之中的代表人物无不医术高超，尤其善治疑难病症。

张遂辰以善治伤寒而名闻四方，各地求诊者无数，门庭若市为常事。以致后人称他的住处为"张卿子巷"（今杭州市横河桥附近的蒲昌巷）。卢之颐业医几十年，至晚年虽双目俱盲，仍诊疗不断，并口授子婿记录临证心得。《侣山堂类辩·跋》称："盖其时卢君晋公治疗奇疾辄效，名动一时。"张志聪先祖九代世医，本人悬壶数十年之久。他在临床上注重人体的气机，用化气行水法治水肿，见识高超，非一般医家所能相埒。高世栻行医 40 余年，临证经验极为丰富尤善辨证求因，对六淫外感独有研究。仲学辂主持杭垣医局 20 余年，章炳林（字椿柏，章太炎长兄）称他"讲医一宗本经长沙及张氏高氏，疏方用药，神妙变化"(《本草崇原集说·序》)。仲学辂于辨证极为精细，善于些微之处捕捉病因，晚年曾应诏进京为慈禧太后看病。

钱塘医派的主要成员之所以在临证中均有独到之处，原因不外乎三：其一，他们长期从事临证实践，积累有数十年的系统丰富的行医经验；其二，他们极其重视医学经典著作的研习，从卢之颐到仲学辂无不精通医理、功底深厚；其三，得益于讲学活动。讲学的传道、授业与解惑，使他们深厚的医理与丰富的临证实际更加融会贯通，因而医技更精。

三、后世发挥

（一）注释《内经》的影响

张志聪研究《内经》的方法，注意发挥集体的智慧，并不沿袭前人，正如其在《黄帝内经素问集注·序》中所说："第经义渊微，圣词古简，苟非其人，鲜有通其义者。即如周之越人，汉之仓公，晋之皇甫谧，唐之王启玄，以及宋元明诸名家，迭为论疏，莫不言人人殊。而经旨窾栝者，或以一端求之；经言缕析者，或以偏见解之；经词有于彼见而于此若隐者，或以本文诠释而昧其大原；经文有前未言而今始及者，或以先说简脱而遗其弘论，是皆余所深悯也。"因此，张志聪在侣山堂与同学门弟共同研究，开集体创作之先河，取其精华，弃其糟粕，以阐发《内经》之理，集诸家一得之见，名曰《黄帝内经素问集注》《黄帝内经灵枢集注》。所以，张志聪说："以昼夜之寻思，取岐黄之精义，前人咳唾，概所勿袭；古论糟粕，悉所勿存。惟与同学高良，共深参究之秘；及门诸弟，时任校正之严"。

《黄帝内经素问集注》《黄帝内经灵枢集注》屡出新见，成为后人研习《内经》的重要参考书目，在近世产生了较为广泛的影响，对中医理论研究有着较大贡献。《清史稿》评之为"注《素问》《灵枢》二经，集诸家之说，随文衍义，胜马元台本"。其对清代汪昂著《素问灵枢类纂约注》提供了重要参考，《古今图书集成·医部全录》医经部分，历代《内经》注释只选取了三家——王冰、马莳、张志聪，其注释内容对后世研究《内经》具有重要启发作用。

（二）六经气化学说的影响

张锡驹著有《伤寒直解》，完全认同张志聪六经气化的理论，甚至除先脉后证外，六经证治的章节安排亦取诸张志聪。清·曹禾的《医学读书志》评价《伤寒论集注》曰："一扫诸家割裂之非，自有卓识。"唐容川虽对张志聪过分强调六经气化形气相离的观点提出了不同看法，但同样强调六经气化与六经所属经络脏腑的关系。陆九芝也推崇张志聪之说，应用气化学说深入阐述了六经病的病变特点和治疗方法。其后，众多医家的论述丰富和发展了伤寒六经气化学说。

时贤万友生指出，三阴三阳气化理论是《伤寒论》的灵魂，如果离开了它，就会变成僵硬的教条，应把三阴三阳落实在气化理论上才有意义。刘渡舟认为，气化学说是伤寒学中一门湛深的理论，它能系统分析六经的生理病理及发病规律而指导临床。戴玉认为，六经气化学说明确了形与气的辩证关系，认为气化有生理、病理之别，较好地解释了《伤寒论》六经证治的基本规律，为《伤寒论》的理论研究和临床实践做出了贡献。

（三）本草理论的影响

《本草崇原》作为一部注释《神农本草经》的药学专著，对于后世医家研究《本经》原著有着重要的指导作用，且是阅读《神农本草经》原文，掌握其原则精神的桥梁。此书之后，陈修园著《本草经读》，即师其说；姚球著《本草经解》，徐灵胎著《神农本草经百种录》，虽各有体悟，但皆以《神农本草经》为纲，即是受张志聪《本草崇原》影响之故。清代末年仲学辂（字昂庭）以《本草崇原》为纲，附载《本草经读》《本草经解》《医学百种录》并张志聪《侣山堂类辩》、高氏《医学真传》，参酌己意，编成《本草崇原集说》，并以张志聪气化学说讲述，阐明药性，可谓张志聪学说之继承者。近代曹颖甫学宗张志聪，受其气化学说影响，但并不恪守维护旧论之说，唯于张志聪之说药，每申其义而扩充之。

综上所述，张志聪一生勤于医学，并构筑"侣山堂"，招同道、友人、弟子数十人，讲论医学 30 年，集注经典，开集体创作之先河。其著述颇丰，以经释经等注释经典的方法，不仅为其较好地注释经典、阐发经义奠定了基础，也为后世研读者提供了较好的方法；其对诸家学说能集思广益、兼收并蓄、质疑问难，体现了其宽阔的学术视野，也因此升华提炼了理论；其研究《伤寒论》，提倡六经气化、六经统治百病，反对"三纲鼎立"，提出经气学说的辨证方法、以经气辨治杂病、以经气学说指导辨证等，均具有临床价值；其以病为本、明理达用的思路，体现在注释经典时，重在明诊病治病之理，具有很好的启发性；其重视脏所气机的上下阴阳交会、重视疾病与相关脏腑联系的观点，对临床实践具有指导意义；其格物用药、司岁备物及穷求物性的思想，对后世理解和应用药物开启了门径。

张志聪

参考文献

著作类

［1］（清）张隐庵．黄帝内经素问集注［M］．上海：上海科学技术出版社，1959．

［2］（清）张隐庵．黄帝内经灵枢集注［M］．上海：上海卫生出版社，1957．

［3］（清）张隐庵注释，（清）高士宗纂集；张金鑫校注．伤寒论集注［M］．北京：学苑出版社，2009．

［4］（清）张志聪．伤寒论宗印［M］.// 郑林．张志聪医学全书［M］．北京：中国中医药出版社，1999．

［5］（清）张志聪．金匮要略注［M］.// 郑林．张志聪医学全书［M］．北京：中国中医药出版社，1999．

［6］（清）张志聪著；刘小平点校．本草崇原［M］．北京：中国中医药出版社，1992．

［7］（清）张志聪，高世栻．侣山堂类辩、医学真传［M］．北京：人民卫生出版社，1983

［8］（唐）王冰著；（宋）林亿校正．黄帝内经素问［M］．北京：人民卫生出版社，1956．

［9］田代华，刘更生整理．灵枢经［M］．北京：人民卫生出版社，2005．

［10］（汉）张仲景述；（晋）王叔和撰次；钱超尘，郝万山整理．伤寒论［M］．北京：人民卫生出版社，2005．

［11］（汉）张仲景撰；何任，何若苹整理．金匮要略［M］．北京：人民卫生出版社，2005．

［12］（汉）张仲景著；（宋）成无己注．注解伤寒论［M］．北京：人民卫生

出版社 .1956.

［13］（元）滑寿 .《难经本义》校注［M］.郑州：河南科学技术出版社，2015.

［14］（明）马莳著；王洪图，李云点校 .黄帝内经素问注证发微［M］.北京：科学技术文献出版社，1999.

［15］（明）马莳著；王洪图，李砚青点校 .黄帝内经灵枢注证发微［M］.北京：科学技术文献出版社，1998.

［16］（明）张遂辰 .张卿子伤寒论［M］.北京：中国中医药出版社，2015.

［17］（明）卢之颐撰；冷方南，王齐南校点 .本草乘雅半偈［M］.北京：人民卫生出版社，1986.

［18］（明）卢之颐撰；宋天彬等点校 .学古诊则［M］.北京：人民卫生出版社，1992.

［19］（明）卢之颐撰；向楠校注 .芷园素社痎疟论疏［M］.北京：中国中医药出版社，2016.

［20］（清）潘楫撰；杨维益点校 .医灯续焰［M］.北京：人民卫生出版社，1988.

［21］（清）高士宗著；于天星按 .黄帝素问直解［M］.北京：科学技术文献出版社，1980.

［22］（清）张锡驹著；娄建国校注 .伤寒论直解［M］.北京：中国中医药出版社，2015.

［23］（清）尤在泾纂注；上海中医学院中医基础理论教研组校注 .金匮要略心典［M］.上海：上海人民出版社，1975.

［24］（清）吴谦 .医宗金鉴［M］.北京：人民卫生出版社，2002.

［25］（清）徐大椿 .神农本草经百种录［M］.北京：人民卫生出版社，1956.

［26］（清）徐忠可著；邓明仲，张家礼点校.金匮要略论注［M］.北京：
　　人民卫生出版社，1993.

［27］（清）魏之琇.续名医类案［M］.北京：人民卫生出版社，1957.

［28］（清）陈修园著；陈绍宗等校注.伤寒论浅注［M］.福州：福建科学
　　技术出版社，1987.

［29］（清）陈修园.医学三字经［M］.北京：中国书店，1986.

［30］（清）陈修园.神农本草经读［M］.北京：人民卫生出版社，1959.

［31］（清）仲昴庭纂集，孙多善点校.本草崇原集说［M］.北京：人民卫
　　生出版社，1997.

［32］（清）周学海著；阎志安校注.读医随笔［M］.北京：中国中医药出
　　版社，1997.

［33］（清）曹禾.医学读书志［M］.北京：中医古籍出版社，1981.

［34］（日）丹波元简.灵枢识［M］.上海：上海科学技术出版社，1959.

［35］（日）多纪元简，（日）多纪元坚，胡天雄.素问三识［M］.北京：中
　　国中医药出版社，2011.

［36］（宋）朱熹.周易本义［M］.天津：天津市古籍书店，1986.

［37］（明）田汝成.西湖游览志余［M］.上海：上海古籍出版社，1998.

［38］（清）吴庆坻撰；张文其，刘德麟点校.蕉廊脞录［M］.北京：中华
　　书局，1990.

［39］（民国）赵尔巽.清史稿［M］.北京：中华书局，1998.

［40］欧阳光.宋元诗社研究丛稿［M］.广州：广东高等教育出版社，1996.

［41］方春阳.中医历代名医碑传集［M］.北京：人民卫生出版社，2009.

［42］（日）丹波元简.素问识、素问绍识、灵枢识、难经疏证［M］.北京：
　　人民卫生出版社，1984.

［43］（日）丹波元简.伤寒论辑义［M］.北京：人民卫生出版社，1985.

［44］凌耀星.难经校注［M］.北京：人民卫生出版社，1991.

［45］任应秋.中医各家学说［M］.上海：上海科学技术出版社，1986.

［46］裘沛然.中医各家学说.第2版［M］.北京：人民卫生出版社，2008.

［47］裘沛然.中医历代各家学说［M］.上海：上海科学技术出版社，1984.

［48］汪莲石著；张效霞校注.近代名医伤寒论著十人书 伤寒论汇注精华
　　　［M］.北京：学苑出版社，2011.

［49］潘桂娟主编.中医历代名家学术研究集成［M］.北京：北京科学技术
出版社，2017.

论文类

［1］尚志钧.《本草崇原》简介［J］.皖南医学院学报，1984（02）：43+48.

［2］竹剑平.试论张志聪注译《内经》的特色［J］.陕西中医，1984（10）：
　　29.

［3］竹剑平.高士宗注释《内经素问》学术成就［J］.云南中医杂志，1985
　　（01）：60-61.

［4］竹剑平，胡滨.试论钱塘学派［J］.浙江中医学院学报，1985（04）：
　　36-39.

［5］沈敏南.评述张志聪的《伤寒论集注》［J］.国医论坛，1987（03）：
　　47-48.

［6］张喜德.《黄帝内经集注》述要［J］.陕西中医函授，1988（03）：8-9.

［7］高文铸.历代校勘注释《素问》概述（续）［J］.天津中医学院学报，
　　1990（02）：19-22，41.

［8］沈敏南.清代伤寒三大家之特色［J］.上海中医药杂志，1992（12）：
　　36-38.

［9］司楚银.张志聪《伤寒论集注》学术思想浅识［J］.浙江中医学院学报，1993（01）：44-45.

［10］张光霁.读《侣山堂类辩》看张志聪治学［J］.浙江中医学院学报，1997（02）：25-26.

［11］陈竹友.中医训诂之要议（二）［J］.医古文知识，1998（01）：3-5.

［12］陈春圃.浙江中医主要学术流派［J］.中华医史杂志，1999（04）:3-5.

［13］郑林，王国辰.张志聪医学学术思想研究［J］.天津中医学院学报，2002（02）：6-7.

［14］鲍晓东.试论张志聪注释《内经》四季摄生法的瑕瑜得失［J］.浙江中医学院学报，2003（01）：70-71.

［15］鲍晓东，郑东升.试论张志聪注释《内经》的训诂成就［J］.中国中医基础医学杂志，2003（08）：68-70，82.

［16］陈延春，郑林，赵恩正.张志聪医学全书版本源流［J］.天津中医学院学报，2003（03）：76-78.

［17］鲍晓东，张承烈，胡滨.试论"钱塘医派"的治学态度与方法［J］.浙江中医学院学报，2003（05）：13-15.

［18］鲍晓东，王晓玮.试论张志聪注释《内经》的特色与风格［J］.中国中医基础医学杂志，2003（12）：72-75.

［19］竹剑平，张承烈，胡滨，等.钱塘医派述要［J］.中华医史杂志，2004（02）：11-15.

［20］王慧峰，杨巧红，易华.试论张志聪《本草崇原》的学术成就及其意义［J］.福建中医药，2004（02）：44-45.

［21］竹剑平，张承烈，胡滨，等."钱塘医派"对《伤寒论》研究的贡献［J］.浙江中医学院学报，2004（04）：3-5.

［22］鲍晓东，金莉莉.试论张志聪《集注》中拾漏补阙的显著特色［J］.

浙江中医学院学报，2004（04）：8-9.

［23］陈瑜，许敬生.简论清代五位著名医家在《内经》训诂方面的成就［J］.江西中医学院学报，2005（04）：30-32.

［24］郭双燕.浅议《侣山堂类辩》［J］.福建中医学院学报，2005（S1）：165-166.

［25］李珍.吴山脚下"侣山堂"——寄情"钱塘医派"［J］.中医药文化，2008（03）：27-30.

［26］王慧峰，李赛美.试论六经气化学说发展的历史分期［C］.中华中医药学会仲景学说分会.仲景医学求真（续二）——中华中医药学会第十六届仲景学说学术研讨会论文集.中华中医药学会仲景学说分会：中华中医药学会，2008：153-156.

［27］竹剑平.杭州吴山侣山堂［J］.中国民间疗法，2008（07）：62.

［28］张承烈，胡滨，竹剑平."侣山堂"亭碑——杭州新添中医药文化景观［J］.浙江中医杂志，2008，43（12）：732.

［29］吉训超，徐志东，罗菲.论张志聪《本草崇原》的学术成就及其意义［J］.云南中医中药杂志，2009，30（08）：73-74.

［30］叶新苗.论中医人才培养与钱塘医派的教育创新［J］.中医教育，2010，29（02）：59-62.

［31］林亭秀.张志聪六经气化学说之研究［D］.北京中医药大学，2010.

［32］冯丽梅，苏润泽.从《侣山堂类辩》《医学真传》透视侣山堂讲学——兼谈对中医教育的思考［J］.中医教育，2011，30（04）：69-72.

［33］王丹.明清医家《内经》训诂探疑［J］.陕西中医，2012，33（02）：255-256.

［34］连建伟.浙江中医药学术流派概貌［C］.浙江省中医药学会（Zhejiang Association of Chinese Medicine）.浙江省中医药学会第二届"之江中

医药论坛"暨2012年学术年会文集.浙江省中医药学会（Zhejiang Association of Chinese Medicine）：浙江省科学技术协会，2012：15-24.

[35] 胡滨.钱塘医派研究［C］.浙江省中医药学会（Zhejiang Association of Chinese Medicine）.浙江省中医药学会第二届"之江中医药论坛"暨2012年学术年会文集.浙江省中医药学会（Zhejiang Association of Chinese Medicine）：浙江省科学技术协会，2012：58-71.

[36] 张卓文，吴小明.钱塘医派妇科学术医疗特色及医案赏析［J］.中医文献杂志，2013，31（02）：46-48.

[37] 相鲁闽.张志聪及《侣山堂类辩》［J］.河南中医，2013，33（05）：816.

[38] 胡滨，杨炯声.王琦与钱塘医派［J］.中医药文化，2013，8（05）：36-38.

[39] 周伟伟.陈修园医学流派研究［D］.福建中医药大学，2014.

[40] 吕聪枝，苗治国.中药药效源流［J］.光明中医，2014，29（10）：2209-2210.

[41] 吴丽君，高永红，张卓文，等.探讨《伤寒论集注》学术特色［J］.中华中医药杂志，2016，31（08）：2983-2985.

[42] 张卓文.论侣山堂书院［J］.浙江中医药大学学报，2016，40（09）：660-662.

[43] 张卓文.钱塘医派［N］.中国中医药报，2017-11-08（004）.

[44] 石舒尹，许玲.张志聪对"戊癸合化"应用的研究［J］.浙江中医药大学学报，2018，42（03）：204-206，215.

[45] 张立平，黄玉燕，汤尔群.浅析张志聪本草药性论［J］.中华中医药杂志，2018，33（07）：2760-2762.

[46] 朱建平.浙派中医对中医药学术进步的贡献［J］.浙江中医杂志，

2018，53（10）：703-705.

［47］张君，郑红斌.试论高世栻临证辨治特色［J］.浙江中医杂志，2019，
54（04）：246-247.

［48］周楠，张倍齐，覃薇，等.《侣山堂类辩》中痘疹的诊疗经验［J］.广
西中医药，2019，42（02）：44-46.

［49］张君，郑红斌.试论高士宗学术思想［J］.中国中医基础医学杂志，
2019，25（04）：444-446.

［50］孙震宇，黄作阵.《伤寒论集注》训诂特点研究［J］.中医文献杂志，
2019，37（04）：10-13.

［51］杨必安，曹丽娟，黄苗，等.气化学说清代医家学术思想探析［J］.
中国中医药现代远程教育，2020，18（02）：43-46.

［52］石舒尹，王兴伊.明清"标本中气"研究［J］.中国中医基础医学杂
志，2020，26（01）：17-19.

［53］杨丹倩，徐楚韵，姜涛，等.从历史地理学角度探讨钱塘医派的兴衰
起落与历史价值［J］.中医杂志，2020，61（04）：351-353，356

［54］孙震宇.张志聪及《伤寒论集注》《金匮要略集注》训诂研究［D］.
北京中医药大学，2020.

汉晋唐医家（6名）

张仲景　王叔和　皇甫谧　杨上善　孙思邈　王　冰

宋金元医家（19名）

钱　乙　刘　昉　陈无择　许叔微　陈自明　严用和
刘完素　张元素　张从正　成无己　李东垣　杨士瀛
王好古　罗天益　王　珪　危亦林　朱丹溪　滑　寿
王　履

明代医家（24名）

楼　英　戴思恭　刘　纯　虞　抟　王　纶　汪　机
薛　己　万密斋　周慎斋　李时珍　徐春甫　马　莳
龚廷贤　缪希雍　武之望　李　梴　杨继洲　孙一奎
吴　崑　陈实功　王肯堂　张景岳　吴有性　李中梓

清代医家（46名）

喻　昌　傅　山　柯　琴　张志聪　李用粹　汪　昂
张　璐　陈士铎　高士宗　冯兆张　吴　澄　叶天士
程国彭　薛　雪　尤在泾　何梦瑶　徐灵胎　黄庭镜
黄元御　沈金鳌　赵学敏　黄宫绣　郑梅涧　顾世澄
王洪绪　俞根初　陈修园　高秉钧　吴鞠通　王清任
林珮琴　邹　澍　王旭高　章虚谷　费伯雄　吴师机
王孟英　陆懋修　马培之　郑钦安　雷　丰　张聿青
柳宝诒　石寿棠　唐容川　周学海

民国医家（7名）

张锡纯　何廉臣　陈伯坛　丁甘仁　曹颖甫　张山雷
恽铁樵